普通高等教育"十一五"国家级规划教材
新世纪全国高等中医药院校规划教材 教学配套用书

诊断学基础实习指导

（供中医类专业用）

主　编　戴万亨　（成都中医药大学）
主　审　张海洲　（南京中医药大学）

U0251282

中国中医药出版社
·北 京·

图书在版编目（CIP）数据

诊断学基础实习指导/戴万亨主编．—北京：中国中医药出版社，2007.5（2021.2 重印）
ISBN 978 - 7 - 80231 - 196 - 1

Ⅰ. 诊…　Ⅱ. 戴…　Ⅲ. 诊断学 - 中医学院 - 教学参考资料　Ⅳ. R44

中国版本图书馆 CIP 数据核字（2007）第 054059 号

中 国 中 医 药 出 版 社 出 版
北京经济技术开发区科创十三街 31 号院二区 8 号楼
邮政编码：100176
传真：64405721
山东润声印务有限公司印刷
各地新华书店经销

*

开本 850×1168　1/16　印张 11.25　字数 258 千字
2007 年 5 月第 1 版　2021 年 2 月第 6 次印刷
书　号　ISBN 978 - 7 - 80231 - 196 - 1

*

定价：30.00 元
网址　www. cptcm. com

《诊断学基础实习指导》 编委会

主　编	戴万亨	（成都中医药大学）
副主编	蒋梅先	（上海中医药大学）
	成战鹰	（湖南中医药大学）
编　委	（以姓氏笔画为序）	
	卢依平	（河南中医学院）
	闫平慧	（陕西中医学院）
	李　艳	（成都中医药大学）
	张　泉	（成都中医药大学）
	陈建中	（上海中医药大学）
	贾丽丽	（山西中医学院）
	高　丽	（新疆医科大学）
	高林林	（成都中医药大学）
	蒋根娣	（北京中医药大学）
	韩力军	（天津中医药大学）
	詹华奎	（成都中医药大学）
	谭德英	（长春中医药大学）
主　审	张海洲	（南京中医药大学）

编写说明

　　《诊断学基础》是临床医学的一门专业基础课，是培养临床医学专业学生学习、掌握和应用临床基本技能的重要课程，它既具有思想性、科学性、启发性、先进性，也具有很强的实践性和应用性。病史采集、体格检查、实验室检查、病历编写等技能及诊断疾病的临床思维方式是临床医师必须掌握的基本功，需要终生实践和应用的最基本技能，同时也是考核临床医师医疗技术和医疗水平高低的重要组成部分。为了配合学生对《诊断学基础》实习、实验的学习，我们在修订普通高等教育"十一五"国家级规划教材《诊断学基础》的同时编写了《诊断学基础实习指导》。

　　本书的特点是强调理论与临床实践相结合，强调病史采集技能、体格检查操作手法、全身体格检查顺序、最常用实验室检查的操作程序、病历书写及逐步培养学生的临床思维能力。为强调体格检查的操作方法，书中增加了必要的插图，以利于学生掌握。

　　由于目前没有统一的中医院校《诊断学基础》的实习大纲，实习课时数也很不一致，故各院校在使用本实习指导时，可根据具体情况灵活安排、适当取舍或组合。

　　在实习教学过程中往往受病种（体征）或标本不足的影响，故应当配合使用录音、录像、网络、模拟医院等辅助教学手段，以保证《诊断学基础》实习教学的水平和质量。

　　最后，恳切希望使用本书的广大学生和教师随时提出宝贵意见，以利改正。

戴万亨

2007 年 1 月

目　录

实习要求及注意事项

一、目的要求

掌握全面体格检查的顺序和操作方法，熟悉体格检查的各种正常表现和病理体征。

掌握各系统常见疾病的典型体征，并能解释其发生机制和临床意义。

掌握常见实验室及其他检查的适应证及临床意义。

掌握系统问诊及体格检查方法。能独立编写完整而符合实际的住院病历。学习搜集临床资料，并进行综合、分析、归纳、整理，建立初步诊断。

二、实习方法

循序渐进，由正常到病态，通过实习逐步学会体格检查的正确方法，达到初步认识疾病的目的。

1. 实习前应充分预习。了解每次实习的内容、方法和要求。尽可能从理论上和实践上熟悉操作要领，以求在实习时做到积极、主动。

2. 仔细观察指导教师所做的示范动作，注意每个细节。同学之间互相练习时，一定仔细认真，一丝不苟，每个操作步骤都要会做并能领会其中的道理。对不会或不理解原理的操作一定要寻求指导教师的帮助。

3. 熟能生巧。体格检查的操作方法，尤其是心、肺、肝、脾等重要脏器的检查方法和技巧，不可能一蹴而就，需要反复实践和体会才能掌握。必须在同学之间相互检查，反复练习，达到基本掌握后，才在被检查者身上体会。在见习、实习及今后的临床工作中不断掌握规范的操作手法，不断提高临床检体诊断的能力。

4. 理论联系实践。在实验室和临床的实习中，要勤于思考，做到理论联系实际。密切结合被检查者的症状、体征进行细致的体格检查，并思考引起该表现的可能病因。

5. 实验实习过程中，认真做好记录，正确书写实验报告，于实验实习完毕后交指导教师批改。

三、注意事项

1. 实验室实习

（1）保持肃静，听从教师指导，遵守实习规则。

（2）爱护和节约药品和器材，损坏器材必须及时报告教师，由指导教师按规定处理。实验室内的器材、标本、药品等不得任意移动。

（3）凡是被检查者的标本均应视为有传染性，注意防止污染自己和他人。

（4）实习完毕要保持实验室整齐清洁，将器械清洗干净后放回原处，搞好实验室的清洁卫生后才能离开实验室。

2. 病房实习

（1）注意衣帽整洁，不穿戴工作衣帽者不能进病房实习。

（2）进病区要注意"四轻"，即走路轻、说话轻、开关门轻、一切操作轻。

（3）遵守病房规则，听从病区工作人员的指导，未经教师允许不得擅自进入病区，在没有掌握基本检查方法以前不能检查被检查者。

（4）对被检查者的态度既要严肃，又要和蔼、热情，特别注意语言对被检查者的影响。谈话要注意效果，不得谈论影响被检查者情绪的一切问题。

（5）发扬革命人道主义，要同情、爱护、体贴被检查者，避免因实习给被检查者增加痛苦，严肃批评单纯学习观点和不顾被检查者痛苦的不良倾向。

（6）做好隔离工作，不要坐在被检查者床上，实习结束后要洗手。

（成都中医药大学　戴万亨）

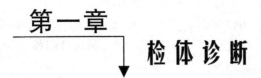

第一章 检体诊断

实习一　一般状态及头颈部检查

【实习学时】

3 学时。

【目的要求】

掌握一般状态及头颈部检查的方法及顺序，并熟悉其正常现象。

【实习方法】

　　由教师做示范性检查，边检查边讲解检查的方法及正常现象。然后每两位学生为一组，相互检查，教师巡回指导，随时纠正学生相互检查中的错误。

【实习内容】

一、一般检查

（一）一般状态检查

1. 生命体征

（1）体温

1）口腔温度：将消毒过的口腔温度计（简称口表）的水银柱甩到35℃以下，水银端置于舌下，紧闭口唇，测量5min后读数。正常值为36.3℃~37.2℃。口测法温度虽较可靠，但对婴幼儿及意识障碍者则不宜使用。

　　2）肛门温度：患者取侧卧位，将直肠温度计（简称肛表）的水银柱甩到35℃以下，肛表水银端涂以润滑剂，徐徐插入肛门，深达肛表的一半为止，放置5min后读数。正常值为36.5℃~37.7℃。肛门温度一般较口腔温度高0.3℃~0.5℃。适用于小儿及神志不清的患者。

　　3）腋下温度：擦干腋窝汗液，将腋窝温度计（简称腋表）的水银柱甩到35℃以下，温度计的水银端放在患者腋窝深处，嘱其用上臂将温度计夹紧，放置10min后读数。正常值为36℃~37℃。腋测法较安全、方便，不易发生交叉感染。

（2）脉搏：脉搏的检查方法通常是以三个手指（示指、中指及环指）的指端来触诊桡动脉的搏动。如桡动脉不能触及，也可触摸肱动脉、颞动脉和颈动脉等。注意脉搏的频率、节律、紧张度、强弱和动脉壁的弹性。

计数30s内脉搏的次数再乘以2，即可得到脉率。触诊脉搏时，以近心端的手指按压桡动脉，并逐渐用力使远心端手指触不到脉搏，近心端手指完全阻断动脉所需的压力，即为脉搏的紧张度。正常人的动脉管壁光滑、柔软，并有一定的弹性。

（3）呼吸：呼吸的频率及节律，检测方法及临床意义见实习三。

（4）血压：被检查者安静休息至少5min，在测量前30min内禁止吸烟和饮咖啡，排空膀胱。右上臂与右心房处在同一水平（坐位平第4肋软骨，仰卧位平腋中线）。首次就诊者左、右上臂的血压应同时测量，并予记录。让受检者脱下该侧衣袖，露出手臂并外展45°。将袖带平展地缚于上臂，袖带下缘距肘窝横纹约2~3cm，松紧适宜。检查者先于肘窝处触知肱动脉搏动，再将听诊器体件置于肱动脉上，轻压听诊器体件（图1-1）。然后用橡皮球将空气打入袖带，当汞柱升高到一定程度时可听到动脉音，继续打气到动脉音消失，再将汞柱升高20~30mmHg（1mmHg = 0.133kPa）后，开始缓慢（2~6mmHg/s）放气，心率较慢时放气速率也较慢，获取舒张压读数后快速放气至零。

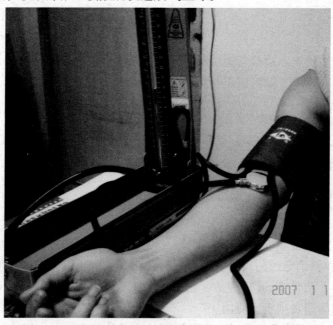

图1-1   血压测定法

测压时双眼平视汞柱表面，根据听诊结果读出血压值。按照Korotkoff的五期法，当听到第一个声音时所示的压力值是收缩压（第1期）；继续放气，随后声音逐渐增强为第2期；继而出现柔和吹风样杂音为第3期；再后音调突然变低钝为第4期；最终声音消失为第

5 期。第 5 期声音消失时血压计上所示的压力值是舒张压（个别声音不消失者，可采用变音值作为舒张压并加以注明）。相隔 2min 重复测量，重复测量前应将汞柱下降到"0"点后再向袖带内打气。取两次读数的平均值记录，如果两次测量的收缩压或舒张压相差 >5mmHg，则相隔 2min 后再次测量，然后取 3 次读数的平均值。记录方法是：收缩压/舒张压，如 120/70mmHg。

测量下肢血压时，被检查者需采取俯卧位，袖带束于腘窝上部约 3 ~4cm 处，听诊器体件放在腘窝腘动脉搏动处。正常人两上肢血压可有 5 ~10mmHg 的差别，下肢血压较上肢高 20 ~40mmHg，但在动脉穿刺或插管直接测量时则无显著差异。

测量完成后解下袖带，整理好后放入血压计盒内，向右侧倾斜血压计约 45°，使水银柱内水银进入水银槽内后关闭开关。

2. 发育与体型 发育正常与否，通常以年龄与体格成长状态（身高、体重）、智力、性征（第一、第二性征）之间的关系来判断。

体重与身高的关系：体重（kg）＝身高（cm）－105，或体重指数〔体重（kg）/身高（m）^{2}〕在 18.5 ~23.9 之间。

测量身高时必须直立，后背要三点（足跟、臀部、肩胛骨）贴靠测量柱，头应保持一定姿势，即外耳道上缘与外眼角在同一水平，然后将身高计的规尺恰落到头顶，观察身高计上的刻度，确定身高。

一般判断成人体格发育正常的指标为：胸围等于身高的一半，两上肢展开的长度（指尖距）约等于身高，身体上部长度（头顶至耻骨联合上缘的距离）与下部长度（耻骨联合上缘至足底的距离）也大致相等。

体型是身体各部发育的外观表现，包括骨骼、肌肉的成长与脂肪分布的状态等。临床上把正常人的体型分为三种，即均称型（又称正力型）、矮胖型（又称超力型）和瘦长型（又称无力型）。

3. 营养 营养状态是根据皮肤、毛发、皮下脂肪、肌肉的发育情况来综合判断的。一般分为良好、中等和不良。

（二）皮肤检查

1. 颜色 皮肤颜色与毛细血管的分布、血液的充盈度、含血量、色素量、皮下脂肪的厚薄及腺体分泌情况有关。正常人黏膜红润，皮肤颜色差异虽较大但都有光泽。

2. 弹性 检查时，常取手背或上臂内侧部位，用拇指和示指将皮肤捏起，正常人于松手后皮肤皱褶迅速平复。弹性减退时皱褶平复缓慢。儿童与青年皮肤紧张而富有弹性；中年以后皮肤逐渐松弛，弹性减弱；老年皮肤组织萎缩，皮下脂肪减少，弹性减退。

3. 湿度 皮肤的湿度与汗腺分泌功能有关。在气温高、湿度大的环境里出汗增多是生理调节功能所致。

4. 毛发 男性体毛较多，阴毛分布呈菱形，以耻骨部最宽，上方尖部可达脐部，下方尖部可延至肛门前方。女性阴毛多呈倒三角形分布，体毛较少。人到中年以后由于毛发根部的血液循环和细胞代谢减退，头发可逐渐减少或色素脱失，形成秃顶或苍白。

（三）浅表淋巴结检查

正常情况下，这些淋巴结很小，直径多为 0.2～0.5cm，质地柔软，表面光滑，与邻近组织无粘连，不易触及，亦无压痛。检查浅表淋巴结时，应按一定的顺序进行，依次为耳前、耳后、乳突区、枕骨下区、颌下、颏下、颈后三角、颈前三角、锁骨上窝、腋窝、滑车上、腹股沟、腘窝等。

颈部淋巴结群的分布及其引流如图 1－2 所示。

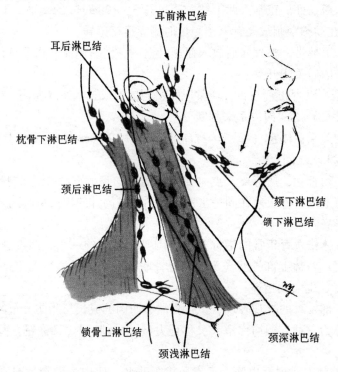

图 1－2　颈部淋巴结群分布及其引流

检查某部淋巴结时，应使该部皮肤和肌肉松弛，以利于触摸。

检查右颌下淋巴结时，将左手置于被检查者头顶，以便能随时改变其头位而配合检查，使头微向右前倾斜，右手四指并拢，屈曲掌指及指间关节，沿下颌骨内缘向上滑动触摸（图 1－3）。检查左侧时，两手换位，让被检查者向左前倾斜。

检查颈部淋巴结时，检查者站在被检查者背后，让患者的头向前倾，并稍向被检查的一侧倾斜，然后用手指紧贴检查部位，由浅入深进行滑动触诊。

检查锁骨上窝淋巴结时，检查者面对患者（可取坐位或仰卧位），用右手检查患者的左锁骨上窝，用左手检查其右锁骨上窝。将示指与中指屈曲并拢，在锁骨上窝进行触诊，并深入锁骨后深部。

检查腋窝淋巴结时，用手扶被检查者前臂稍外展，由浅入深，直达腋窝顶部（图 1－4）。医师以右手检查左侧腋窝，以左手检查右侧腋窝。检查左腋下淋巴结时，检查者左手握被检查者右腕向上屈肘外展抬高约 45°，右手指并拢，掌面贴近胸壁向上逐渐达腋窝顶部

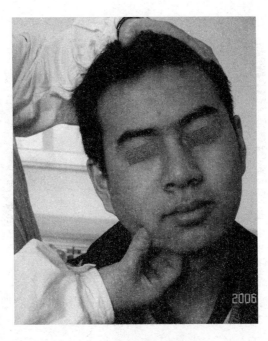

图1-3 颌下淋巴结检查法

滑动触诊。然后，依次触诊腋窝后壁、腋窝外侧壁、腋窝前壁。触诊腋窝外侧壁时，应使被检查者上臂下垂。检查腋窝前壁时，应在胸大肌深面仔细触摸；检查腋窝后壁时，应在腋窝后壁肌群仔细触摸。同法检查右腋下淋巴结。

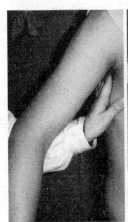
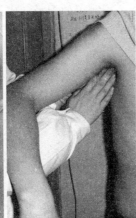
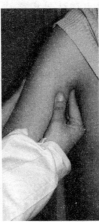
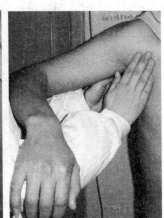

检查胸壁侧　　　　　检查后壁　　　　　检查外侧壁　　　　　检查前壁

图1-4 腋下淋巴结检查法

滑车上淋巴结是指位于肱骨内上髁上方的一组淋巴结。正常人一般触不到，在某些疾病时则可肿大。检查右侧滑车上淋巴结时，检查者右手握住被检查者右手腕，抬至胸前，左手掌向上，小指抵在肱骨上髁，环指、中指、示指并拢在肱二头肌与肱三头肌沟中纵行、横行滑动触摸，以发现肿大之滑车上淋巴结（图1-5）。检查左侧时，左手握被检查者左手腕，右手触摸，方法同检查右侧。

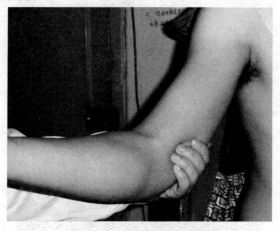

图 1-5 滑车上淋巴结检查法

检查腹股沟淋巴结时，受检查者仰卧，检查者五指并拢，沿腹股沟用指腹在腹股沟处进行触诊。

二、头部检查

（一）头颅与颜面

正常人，头颅大小适中，无畸形及异常运动。颜面对称，各部比例适当。头颅大小以头围来衡量。头围是用软尺经眉间和枕骨粗隆绕头一周测得的周径，成人 54~58cm。

（二）眼

1. 眉毛 正常人的眉毛内侧和中部比较浓密，外侧部分较稀疏。

2. 眼睑 正常人眼睑无水肿，开闭自如，睫毛分布正常。

3. 结膜 分为睑结膜、穹隆结膜和球结膜三部分。

（1）检查球结膜时，用拇指和示指将上、下眼睑分开，嘱被检查者向上、下、左、右各方向转动眼球（图 1-6）。

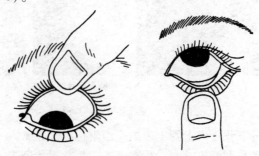

图 1-6 巩膜及结膜检查

（2）检查下眼睑结膜时，嘱被检查者向上看，拇指置于下眼睑的中部边缘向下轻按压，暴露下眼睑及其穹隆结膜。

（3）检查上眼睑结膜时需翻转眼睑。翻转要领为：嘱被检查者向下看。检查左眼时，用右手示指（在上方）和拇指（在下方）捏住上睑的中部边缘并轻轻向前下方牵拉，示指轻压睑板上缘的同时，拇指向上捻转翻开上眼睑，暴露上睑结膜，然后用拇指固定上睑缘。翻转眼睑时，动作要轻柔，以免引起被检查者的痛苦和流泪。检查后轻轻向前下牵拉上睑，同时嘱被检查者往上看，即可使眼睑恢复正常位置。检查右眼时用左手，方法同前。

正常人眼睑结膜红润，球结膜无充血。

4. 眼球 检查时注意眼球的外形和运动。检查眼球运动时，医师左手置于被检查者头顶并固定头部，使头部不能随眼转动；右手指尖（或棉签）放在被检查者眼前 30～40cm 处，嘱被检查者两眼随医师右手指尖（或棉签）移动方向运动。一般按被检查者的左侧、左上、左下，右侧、右上、右下，共 6 个方向进行，注意眼球运动幅度、灵活性、持久性、两眼是否同步，并询问被检查者有无复视出现。

正常人两侧眼球等大、对称，无突出及凹陷，上下、左右及旋转运动自如。

5. 巩膜 最好在自然光线下进行。拇指按上睑外缘，让患者向内下看；或按下睑正中，让患者向上看，以暴露巩膜。正常巩膜不透明，血管极少，为瓷白色。

6. 角膜 检查角膜时用斜照光线更易观察其透明度。正常人角膜无色透明，表面光滑。

7. 虹膜 正常人虹膜纹理呈放射状排列。

8. 瞳孔 检查瞳孔时，应注意大小、形态，双侧是否对称，对光反射和调节反射是否正常。正常成人瞳孔直径在自然光线下为 2.5～4mm，新生儿及老年人稍小，两侧瞳孔等大、等圆，对光、调节及聚合反射皆灵敏。

（1）对光反射：①直接对光反射：用电筒光直接照射一侧瞳孔立即缩小，移开光线后瞳孔迅速复原（图 1-7）。②间接对光反射：用手隔开双眼，电筒光照射一侧瞳孔后，另一侧瞳孔也立即缩小，移开光线后瞳孔迅速复原。检查结果可用"灵敏"、"迟钝"或"消失"表示。

（2）调节及聚合反射：嘱被检查者注视 1m 以外的目标（通常为检查者的示指尖），然后将目标立即移至距被检查者眼球约 15cm 处，这时观察双眼瞳孔变化情况（图 1-8）。由看远变为看近，即由不调节状态到调节状态时，正常反应是双侧瞳孔立即缩小（调节反射）、双眼球向内聚合（聚合反射）。

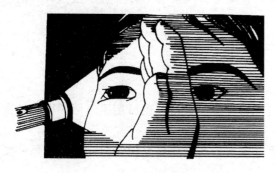

图 1-7 瞳孔对光反射

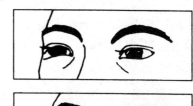
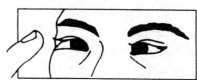

图 1-8 调节与聚合反射检查

（三）耳

观察耳郭的外形、大小、位置和对称性，注意乳突有无压痛。注意观察鼓膜有无病变。检查时先向后上牵拉耳郭，再插入耳镜进行观察，正常鼓膜呈灰白色，圆形，光滑而平坦。

听力：粗略检查时嘱被检查者闭目坐于安静的屋内，用手指堵塞一侧耳道，医师将一机械手表从 1m 以外逐渐移近被检查者耳部，直到被检查者听到声音为止，测量其距离。比较两耳的测试结果并与检查者（正常人）的听力进行比较。正常人在约 1m 处即可闻及表声。

（四）鼻

检查时注意鼻的外形、皮肤颜色，通气是否良好，注意有无分泌物、鼻出血、鼻翼扇动，鼻窦（上颌窦、额窦、筛窦）有无压痛。

鼻中隔检查法：让被检查者头稍向后仰，检查者用拇指将鼻尖略向上推，即可观察到鼻中隔。

鼻窦检查方法：鼻窦检查顺序为额窦、筛窦、上颌窦。鼻窦在面部的投影见图 1-9。

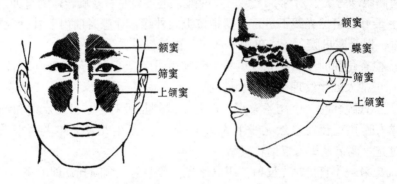

图 1-9　鼻窦的面部投影

（1）额窦：检查者双手置于被检查者两侧颞部，双手拇指分别置于被检查者左右眼眶上方稍内，用力向后按压（图 1-10）。

（2）筛窦：检查者双手置于被检查者颞侧耳郭部，双手拇指分别置于被检查者鼻根部与眼内眦交界处，向内后方按压。

（3）上颌窦：检查者双手拇指置于被检查者颞部，其余手指分别置于被检查者的两侧耳后，固定其头部，双拇指向后方按压（图 1-11）。

蝶窦因解剖位置较深，不能在体表检查到压痛。

（五）口

1. 口唇　正常人的口唇红润而光泽。

2. 口腔黏膜　检查口腔黏膜应在充分的自然光线下进行，也可用手电筒照明。正常人的口腔黏膜光洁，呈粉红色。

3. 牙齿及牙龈　正常人牙齿洁白，坚固，排列整齐，牙龈呈粉红色，并与牙颈部紧密贴合。压迫牙龈无出血及溢脓。

4. 舌　正常舌呈粉红色，大小厚薄适中，活动自如，自然伸出后居中。舌面湿润并覆

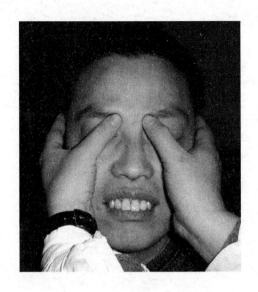

图 1-10 检查额窦压痛

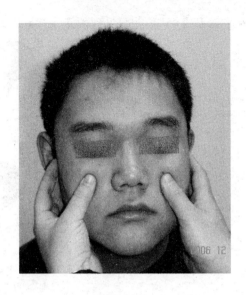

图 1-11 检查上颌窦压痛

盖着一层薄白苔。

5. 咽及扁桃体 嘱被检查者头稍向后仰，口张大并拉长发"啊"声，医师右手用压舌板在舌的前 2/3 与后 1/3 交界处迅速下压舌体，左手持手电筒照亮咽部，此时软腭上抬，在照明下可见到软腭、悬雍垂、咽腭弓、舌颚弓、肿大的扁桃体及咽后壁。

正常咽部黏膜光洁呈粉红色，扁桃体不肿大。

6. 口腔气味 正常人口腔无特殊气味。吸烟、饮酒的人可有烟酒味。

7. 腮腺 腮腺位于耳屏、下颌角与颧弓所构成的三角区内。腮腺导管开口在与上颌第二磨牙牙冠相对的颊黏膜上腮腺导管乳头。检查时注意导管口有无分泌物。正常的腮腺腺体软薄，不能触清其轮廓。

三、颈部检查

（一）颈部外形及活动

正常人颈部直立，左右对称。矮胖者颈较粗短，瘦长者则较细长。男性的甲状软骨上喉结比较突出。胸锁乳突肌在转头时明显可见。颈部伸屈、转动自如。

颈强直检查法：被检查者仰卧，去枕，两脚平伸，检查者将手放在被检查者的枕部，向上托头。正常者颈部柔软，头部前屈时下颌几乎可抵胸上部。

（二）颈部血管

1. 颈静脉 正常人安静坐位或立位时，颈外静脉塌陷，平躺时颈外静脉充盈并有搏动。无论患者采取平卧位、半坐位或坐位，胸骨角均在右心房中心之上约 5cm。胸骨角线以 ML 表示。搏动性颈静脉血柱上端的水平线为零度水平线，用 ZL 表示。测量 ML 与 ZL 之间的距离（图 1-12），如 ZL 比 ML 高 4cm 或以上，即为颈静脉压升高。坐位或半卧位（上半身与水平面形成45°）明显见到颈静脉充盈，称为颈静脉怒张。

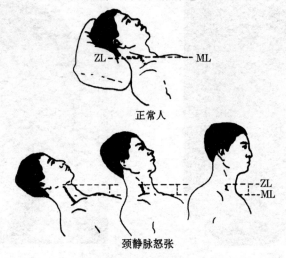

正常人

颈静脉怒张

ZL：零度水平线；ML：胸骨角线

图1-12　颈静脉压测量法

　　坐位或立位时，正常人颈静脉处可闻及柔和、低调、连续性静脉哼鸣（venous hum），锁骨上窝处最明显，平卧位或用手指压迫颈静脉时立即消失，是为生理性静脉血管音。

　　2. 颈动脉　正常人在安静坐位或立位时，颈动脉搏动微弱而不易看到。剧烈运动后可见到微弱的颈动脉搏动。

　　（三）甲状腺

　　甲状腺形似"H"形，位于甲状软骨的下方两侧，中部以峡部相连，峡部位于环状软骨下方第二至第四气管环前面。甲状腺表面光滑，薄而柔软，重量约20~25g。

　　1. 触诊

　　（1）触诊甲状腺峡部：在被检查者前面用拇指或在被检查者后面用示指，从胸骨上切迹向上触摸可感到气管前软组织，如有增厚请被检查者吞咽，可感到此软组织在手指下滑动。

　　（2）触诊甲状腺侧叶：有两种方法。

　　1）双手触诊法：检查者位于患者前面检查右叶时，以右手拇指于甲状软骨下气管左侧向右轻推，左手示指、中指在右胸锁乳突肌后缘向前推挤甲状腺侧叶，拇指在胸锁乳突肌前缘触诊，配合吞咽动重复检查，触摸甲状腺右叶。换手检查左叶（图1-13）。

　　检查者也可位于患者后面。检查右叶时，左手示指及中指在甲状软骨下气管左侧向右轻推甲状腺左叶，右手拇指在右侧胸锁乳突肌后缘向前推挤甲状腺，右手的示指、中指在其前缘触摸甲状腺右叶的轮廓大小及表面情况，注意有无压痛及震颤。用同样方法检查甲状腺的左侧（图1-13）。

　　（2）单手触诊法：右手检查左叶，左手检查右叶。检查左叶时，检查者右手拇指置于环状软骨下气管右侧，将甲状腺轻推向左侧，右手的示、中、环三指触摸甲状腺左叶的轮

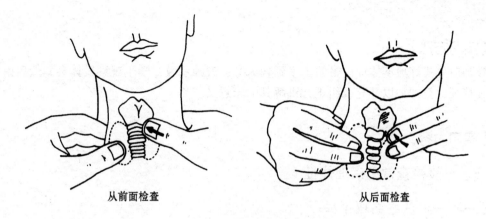

从前面检查　　　　　　　　　从后面检查

图 1-13　甲状腺侧叶的双手触诊法

廓、大小及表面情况。同样方法也可用左手检查甲状腺右叶。

触诊时嘱患者配合吞咽动作，随吞咽而上下移动者即为甲状腺。

2. 听诊　用钟型体件直接放在肿大的甲状腺上，听诊有无杂音。

正常甲状腺看不见也不易触及，女性青春期略有增大。

（四）气管

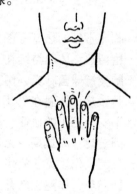

气管位置检查法：让被检查者取坐位或仰卧位，使颈部处于自然直立状态。检查者将示指与环指分别置于两侧胸锁关节上，然后将中指置于胸骨上端切迹胸骨上窝内、气管正中，观察中指是否在示指与环指中间，若两侧距离不等则示有气管移位（图 1-14）。也可用手指触摸气管与两侧胸锁乳突肌之间的间隙大小，来确定有无气管移位。

图 1-14　气管位置检查法

正常人气管位于颈前正中。

（成都中医药大学　戴万亨）

实习二　一般状态及头颈部病理体征检查

【实习学时】

3 学时。

【目的要求】

掌握一般状态及头颈部常见病理体征的检查方法，熟悉其临床意义。

【实习方法】

教师应先找好典型体征。带领学生到病床旁，教师示教，学生观察及体会，然后由学生说明其特征，教师加以补充或纠正并讲解其临床意义。

【实习内容】

一、一般检查常见病理体征

（一）一般状态病理体征

1. 体温异常

（1）发热：见于各种发热性疾病。根据发热的高低，临床上可将发热分为四度：37.4℃～38℃为低热，38.1℃～39℃为中等度热，39.1℃～41℃为高热，41℃以上为超高热。

临床常见的热型（图2-1）有六种：

稽留热：体温持续在39℃～40℃以上，达数日或数周，24小时波动范围不超过1℃。见于肺炎链球菌肺炎、伤寒极期等。

弛张热：体温在39℃以上，24小时内体温波动范围在2℃以上，最低时一般仍高于正常水平。常见于败血症、风湿热、化脓性炎症等。

间歇热：高热期与无热期交替出现，体温波动幅度可达数度，无热期可持续1日或数日，反复发作。见于疟疾、急性肾盂肾炎等。

回归热：体温骤然升至39℃以上，持续数日后又骤然下降至正常水平，高热期与无热期各持续若干日后再有规律地交替一次。见于回归热、霍奇金病、周期热等。

波状热：体温逐渐升高达39℃或以上，数天后逐渐下降至正常水平，数天后又再逐渐升高，如此反复多次。见于布鲁菌病。

不规则热：发热无一定规律。见于结核病、风湿热、支气管肺炎等。

（2）体温过低：体温低于正常。见于休克、慢性消耗性疾病、年老体弱、严重营养不良、甲状腺功能减退症以及在低温环境中暴露过久等。

2. 脉搏异常

（1）脉率增快：成人脉率超过100次/分即为增快。病理情况下可见于发热、疼痛、贫血、甲状腺功能亢进症、休克等。

（2）脉率减慢：成人脉率低于60次/分称为脉率减慢。见于颅内高压、病态窦房结综合征、Ⅱ度及以上窦房或房室传导阻滞、服用强心苷等。

（3）脉搏短绌：同时数心率和脉率的情况下，脉率少于心率的现象，称为脉搏短绌。主要见于心房颤动、频发早搏等。

（4）脉律不齐：脉搏节律不整齐为早搏、心房颤动、房室传导阻滞等心律失常的重要体征。

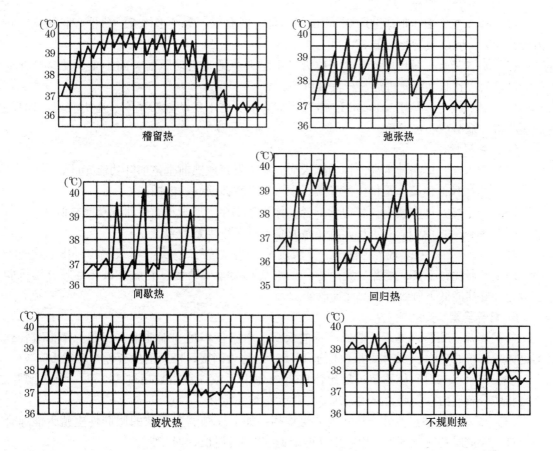

图 2 - 1　常见热型

（5）脉律绝对不齐：脉搏节律完全无规律，同时有脉搏强弱不一和脉搏短绌，称为脉律绝对不齐。常见于心房颤动。

（6）脱落脉：Ⅱ度房室传导阻滞时，某些心房激动不能下传至心室，使心搏出现脱漏，脉搏也相应脱落，导致脉律不规则，称为脱落脉。

（7）洪脉：心搏量增加、周围血管阻力较小时，脉搏则强而大，称为洪脉。见于高热、贫血、甲状腺功能亢进症、主动脉瓣关闭不全等。

（8）细脉：心搏出量减少、脉压减少、周围动脉阻力增大时，脉搏减弱，称为细脉。见于心功能不全、休克、主动脉瓣狭窄等。

（9）动脉硬化：检查动脉壁弹性时，若无论如何用力压迫动脉近心端，其远心端动脉始终能触及，则提示动脉硬化。严重者动脉管壁硬且有迂曲或呈结节状。

3. 呼吸异常　详见实习四。

4. 血压异常

（1）高血压：成人收缩压≥140mmHg 和（或）舒张压≥90mmHg 即为高血压。若只有收缩压达到高血压标准则称为收缩期高血压。绝大多数见于原发性高血压，少数见于由肾脏疾病、肾上腺皮质或髓质肿瘤、肢端肥大症、甲状腺功能亢进症等所致的继发性血压升高。

（2）低血压：血压低于 90/60mmHg 时，称为低血压。常见于休克、急性心肌梗死、心力衰竭、肾上腺皮质功能减退等。

（3）脉压增大：脉压 >40mmHg 称为脉压增大。见于主动脉瓣关闭不全、动脉导管未闭、高热、甲状腺功能亢进症、严重贫血等。

（4）脉压减小：脉压 <30mmHg 称为脉压减小。见于主动脉瓣狭窄、心力衰竭、休克、心包积液、缩窄性心包炎等。

5. 发育异常

（1）巨人症：体格异常高大称为巨人症。见于发育成熟前垂体前叶功能亢进。

（2）垂体性侏儒症：是指体格异常矮小。见于垂体前叶功能减退。

（3）呆小症：体格矮小，智力低下者，称为呆小症。见于小儿甲状腺功能减低。

（4）佝偻病：由于营养不良影响正常发育，见于维生素 D 缺乏。

（5）"阉人"征：表现为男性上、下肢过长，骨盆宽大，无须，毛发稀少，皮下脂肪丰满，外生殖器发育不良，发音呈女声等。见于某些疾病（结核、肿瘤）破坏性腺分泌机能后引起性腺功能低下所致的第二性征改变。

6. 营养异常

（1）营养不良：多见于长期或严重的疾病。由摄食不足和消耗增多引起。体重减轻到不足标准体重的 90%（或体重指数低于 18.5）时称为消瘦，极度消瘦者称为恶病质。

（2）单纯性肥胖：体重超过理想体重 20% 以上（或体重指数超过 28）时，称为肥胖。全身脂肪分布均匀，一般无异常表现者，称为单纯性肥胖。

（3）继发性肥胖：多见于某些内分泌疾病，如下丘脑病变所致的肥胖性生殖无能综合征、肾上腺皮质功能亢进症、甲状腺功能减退症（黏液性水肿）等。

（4）苹果（内脏）型肥胖：正常成人腰围：男性 <85cm，女性 <80cm，超过此值为苹果型（又称中央型或腹型或内脏型）肥胖。多见于男性肥胖者（图 2-2）。

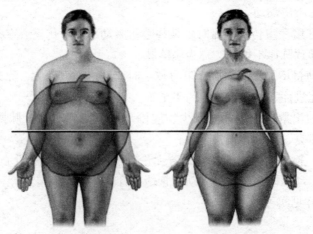

图 2-2　苹果（内脏）型与梨型肥胖

（5）梨型肥胖：脂肪主要沉积在臀部及大腿部，称梨型肥胖。多见于女性肥胖者（图2－2）。

7. 意识障碍 检查意识状态多用问诊，通过与患者交谈来了解其思维、反应、情感活动、计算、记忆力、注意力、定向力（即对时间、地点、人物以及对自己本身状态的认识能力）等方面的情况，同时做痛觉试验、瞳孔对光反射、角膜反射、腱反射等以判断有无意识障碍及其程度。对昏迷患者重点注意生命体征、瞳孔大小、有无偏瘫、锥体束征等。临床常见的意识障碍有嗜睡、昏睡、浅昏迷、深昏迷、意识模糊、谵妄、醒状昏迷等。

8. 特征性面容与表情

（1）急性病容：面色潮红，兴奋不安，口唇干燥，呼吸急促，表情痛苦，有时口唇起疱疹，鼻翼扇动。常见于急性感染性疾病，如肺炎链球菌肺炎、疟疾、流行性脑脊髓膜炎等。

（2）慢性病容：面容憔悴，面色晦暗或苍白无华，双目无神，表情淡漠。见于慢性消耗性疾病，如肝硬化、恶性肿瘤、严重肺结核等。

（3）贫血面容：面色苍白无华，唇舌色淡，表情疲惫。见于各种原因所致贫血。

（4）二尖瓣面容：面色晦暗，双颊紫红，口唇轻度发绀。见于风湿性心脏病二尖瓣狭窄（图2－3）。

（5）甲亢面容：眼裂增大，眼球突出，目光闪烁，兴奋不安，呈惊恐貌。见于甲状腺功能亢进症（图2－3）。

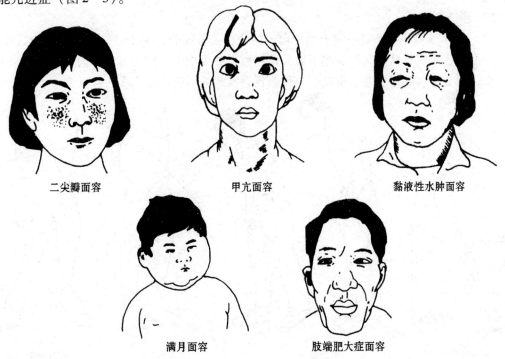

二尖瓣面容　　　　　甲亢面容　　　　　黏液性水肿面容

满月面容　　　　　肢端肥大症面容

图2－3　常见特征性面容

（6）黏液性水肿面容：面色苍白，睑厚面宽，颜面浮肿，目光呆滞，反应迟钝，毛发稀疏，舌淡胖大。见于甲状腺功能减退症（图2-3）。

（7）伤寒面容：表情淡漠，反应迟钝，呈无欲状态。见于伤寒、脑脊髓膜炎等。

（8）苦笑面容：牙关紧闭，面肌痉挛，呈苦笑状。见于破伤风。

（9）满月面容：面圆如满月，皮肤发红，常伴痤疮和小须。见于库欣综合征及长期使用肾上腺皮质激素的患者（图2-3）。

（10）肢端肥大面容：头颅增大，颜面增长，下颌增大并向前突出，眉弓及双颧隆起，唇舌肥厚，耳鼻增大。见于肢端肥大症（图2-3）。

（11）面具面容：面部呆板，无表情，瞬目减少，似面具样。见于震颤麻痹、脑炎等。

（12）病危面容：面色灰白或铅灰，眼窝凹陷，鼻梁、颧骨隆起，表情淡漠，目光晦暗，面肌瘦削，皮肤干燥无光泽。常见于大出血、休克、脱水等。

9. 异常体位

（1）被动体位：患者不能随意变换或调整体位。见于极度衰弱或意识丧失的患者。

（2）强迫体位：患者为了减轻疾病所致的痛苦而被迫采取的某种特殊体位。常见的有以下几种：①强迫仰卧位：见于急性腹膜炎等。②强迫侧卧位：见于一侧胸膜炎及大量胸腔积液等。③强迫俯卧位：常见于脊柱疾病。④强迫坐位：又称端坐呼吸，见于心肺功能不全的患者。⑤辗转体位：见于胆绞痛、肾绞痛、肠绞痛等。⑥角弓反张位：见于破伤风和小儿脑膜炎。

10. 步态异常

（1）痉挛性偏瘫步态：患侧上肢旋前、内收，关节屈曲，无正常摆动，下肢伸直外旋，行走时需将瘫痪侧骨盆抬高以提起下肢，再以髋关节为中心，脚尖着地，向外划半个圆圈跨前一步，故又称划圈样步态。常见于急性脑血管疾病的后遗症（图2-4）。

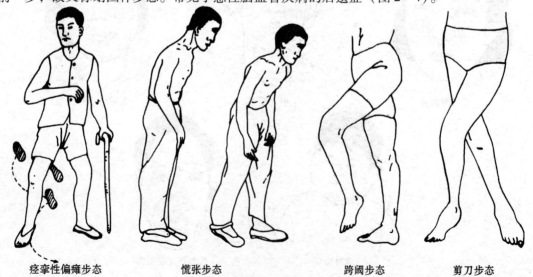

痉挛性偏瘫步态　　慌张步态　　跨阈步态　　剪刀步态

图2-4　常见步态异常

（2）剪刀步态：双下肢肌张力增高，尤以伸肌和内收肌明显，故起步时下肢内收过度，两腿交叉呈剪刀状。见于脑性瘫痪及双侧锥体束损害等（图2-4）。

（3）醉酒步态：行路时躯干重心不稳，步态蹒跚，身体摇晃，前后倾斜，似乎随时都会失去平衡而跌到，如醉酒状。见于酒精中毒或巴比妥中毒。

（4）小脑性步态：小脑共济失调患者行走时双腿分开较宽，呈阔基底步态。身体左右摇晃，常向侧方倾斜，走直线困难，状如醉汉。常见于多发性硬化、小脑肿瘤、脑卒中及某些遗传性小脑疾病。

（5）慌张步态：起步时身体前倾，小步急速趋行，有难以止步之势。见于震颤麻痹（图2-4）。

（6）跨阈步态：由于踝部肌肉、肌腱弛缓，患足下垂，走路时足尖离地前，先将膝关节、髋关节屈曲，使患肢抬得很高才能起步，如跨越门槛之势。见于腓总神经麻痹（图2-4）。

（7）蹒跚步态：走路时身体左右摇摆（故又称鸭步）。见于佝偻病、大骨节病、进行性肌营养不良及先天性双侧髋关节脱位等。

（8）间歇性跛行：行走稍久发生下肢麻木，酸痛乏力，难以继续行走而被迫停止行进，需休息好转后再重新起步行走。见于高血压动脉硬化、闭塞性动脉硬化等导致的下肢缺血。

（二）皮肤病理体征

1. 颜色异常

（1）苍白：见于贫血、寒冷、惊恐、休克、虚脱及主动脉瓣关闭不全等，局部苍白可见于雷诺病、血栓闭塞性脉管炎等。

（2）潮红：见于肺炎链球菌肺炎、肺结核、猩红热、某些中毒（阿托品、一氧化碳等）、库欣综合征、真性红细胞增多症等。

（3）黄染：主要见于各种原因的黄疸。

（4）发绀：由于单位容积血液中脱氧血红蛋白增多（>50g/L）所致。常见部位为唇、舌、耳郭、面颊、肢端。

（5）色素沉着：生理情况下，身体的暴露部分以及乳头、腋窝、外生殖器官、关节、肛门周围等处皮肤色素较深。如这些部位的色素明显加深，或其他部位出现色素沉着，则为病理现象。常见于肾上腺皮质功能减退、黑热病、疟疾、慢性肝病、肢端肥大症及使用某些药物（如砷剂、抗癌药）等。

（6）色素脱失：由于缺乏酪氨酸酶导致酪氨酸不能转化为多巴而形成黑色素，可发生色素脱失。常见的色素脱失有白癜风、白斑、白化症等。

2. 弹性减弱　检查时皮肤皱褶平复缓慢，见于慢性消耗性疾病或严重脱水的病人。

3. 湿度异常

（1）皮肤潮湿多汗：见于风湿热、结核病、甲状腺功能亢进症、佝偻病、布鲁菌病等。

（2）皮肤异常干燥：见于维生素A缺乏症、黏液性水肿、硬皮病及脱水等。

4. 皮疹

（1）斑疹：仅局部皮肤发红，一般不高出皮肤。见于麻疹初起、斑疹伤寒、丹毒、风湿性多形红斑等。

（2）玫瑰疹：由病灶周围毛细血管扩张而形成的一种鲜红色圆形斑疹，直径 2～3mm，压之退色，松开时复现，多出现于胸腹部。主要见于伤寒或副伤寒。

（3）丘疹：除局部颜色改变外还隆起皮面，直径小于 1cm。见于药物疹、麻疹、猩红热、湿疹等。

（4）斑丘疹：在丘疹周围合并皮肤发红的底盘。见于风疹、猩红热、湿疹及药物疹等。

（5）荨麻疹：又称风团块。表现为边缘清楚的红色或苍白色的瘙痒性皮肤损害，出现得快，消退也快，消退后不留痕迹。见于各种异性蛋白性食物或药物的过敏。

5. 皮肤黏膜出血   出血面的直径小于 2mm 者，称为瘀点；皮下出血直径在 3～5mm 者，称为紫癜；皮下出血直径超过 5mm 者，称为瘀斑；片状出血并伴有皮肤显著隆起者，称为血肿。皮肤黏膜出血常见于造血系统疾病、重症感染、某些血管损害的疾病以及某些毒物或药物中毒等。

6. 蜘蛛痣及肝掌   蜘蛛痣多出现在上腔静脉分布区，如面、颈、手背、上臂、前胸等处，大小由针头大到直径数厘米不等。检查时可用铅笔尖或火柴杆压迫蜘蛛痣的中心，其周围辐射状的小血管随之消退，解除压迫后又复出现。蜘蛛痣常见于慢性肝炎或肝硬化等所致的体内雌激素增多，健康妇女在妊娠期间、月经前或月经期偶尔也可出现蜘蛛痣。慢性肝病患者手掌大、小鱼际处常发红，压之退色，称为肝掌。

7. 水肿   轻度水肿单靠视诊不易发现。手指按压后凹陷不能很快恢复者，称为凹陷性水肿；黏液性水肿及象皮肿（由丝虫病所致）指压后无凹陷，称非凹陷性水肿。全身性水肿常见于肾炎、心力衰竭（右心衰为主）及肝硬化等；局限性水肿可见于局部炎症、外伤、过敏所致的静脉或淋巴回流受阻。

8. 皮下结节   检查时注意大小、硬度、部位、活动度、有无压痛。常见于风湿热、结节性多动脉炎、亚急性感染性心内膜炎、肿瘤皮下转移等。

9. 皮下气肿   患处外观肿胀如同水肿，指压可凹陷，但去掉压力后则迅速恢复原形。按压时有捻发感（握雪感），听诊有捻发音。见于肺部外伤或肢体有产气杆菌感染等。

10. 毛发异常

（1）毛发脱落：见于脂溢性皮炎等头部皮肤疾病、神经营养障碍（如斑秃）、某些发热性疾病后（如伤寒）、某些内分泌疾患（甲状腺功能减退症、垂体前叶功能减退等）、理化因素脱发（过量放射线、使用某些抗癌药物）等。

（2）毛发异常增多：常见于库欣综合征或长期使用肾上腺皮质激素者。女性患者除体毛增多外，还可生长胡须。

（三）浅表淋巴结肿大

检查时应注意有无肿大以及部位、大小、数目、质地、移动度、表面是否光滑，有无红肿、压痛和波动，有无瘢痕、溃疡和瘘管等，同时注意寻找引起淋巴结肿大的病灶。

局限性淋巴结肿大见于非特异性淋巴结炎、淋巴结结核及癌肿转移性淋巴结肿大等；全身性淋巴结肿大常见于传染性单核细胞增多症、淋巴细胞性白血病、淋巴瘤和系统性红斑狼疮等。

二、头部病理体征

（一）头颅及颜面异常

小颅见于前囟早闭及小儿痴呆等；巨颅见于脑积水；方颅见于小儿佝偻病、先天性梅毒；前囟隆起见于脑膜炎、颅内出血等；前囟凹陷多见于脱水。头部活动受限见于颈椎病；头部不随意颤动见于震颤麻痹；与颈动脉搏动节律一致的点头运动称为 De Musset 征，见于严重主动脉瓣关闭不全。先天性斜颈的患者两侧颜面不对称；下颌增大前凸，双颧和眉弓高凸，口唇增厚，见于肢端肥大症；流行性腮腺炎则见两侧腮腺肿大使耳垂被托起，颜面增宽。

（二）眼的异常

1. 眉毛过于稀疏或脱落 见于黏液性水肿、垂体前叶功能减退及麻风病等。

2. 眼睑异常

（1）上睑下垂：双侧上睑下垂见于重症肌无力或先天性上睑下垂；单侧上睑下垂常见于动眼神经麻痹。

（2）眼睑水肿：多见于肾炎、肝炎、贫血、营养不良、血管神经性水肿等。

（3）眼睑闭合不全：双侧眼睑闭合不全常见于甲状腺功能亢进症；单侧眼睑闭合不全多见于面神经麻痹。

（4）睑内翻：见于沙眼或睑结膜烧伤后的瘢痕形成。

3. 结膜异常 结膜充血见于结膜炎、角膜炎、沙眼早期；结膜苍白见于贫血；结膜发黄见于黄疸；结膜有乳头或滤泡见于沙眼；结膜有散在出血点见于亚急性感染性心内膜炎；结膜下片状出血见于外伤、出血性疾病、高血压、动脉硬化；球结膜水肿见于脑水肿或输液过多。

4. 眼球异常

（1）眼球突出：双侧眼球突出见于甲状腺功能亢进症；单侧眼球突出见于局部炎症或眶内占位性病变。

（2）眼球凹陷：双侧眼球凹陷见于重度脱水、老年人眶内脂肪萎缩；单侧眼球凹陷见于 Horner 综合征和眶尖骨折。

（3）眼球运动异常：眼球运动受限见于眼肌麻痹，多由脑炎、脑膜炎、脑出血、颅脑外伤、脑肿瘤等所致；眼球震颤见于耳源性眩晕和小脑疾患等。

5. 巩膜黄染 多见于黄疸。黄疸时巩膜黄染均匀；老年人内眦部可有淡黄色脂肪沉积，分布不均匀；血液中黄色色素增加（胡萝卜素、阿的平等）所致的黄染仅出现在角膜周围。

6. 角膜病变 检查时应注意角膜的透明度，有无白斑、云翳、溃疡、角膜软化和血管增生等。云翳、白斑及溃疡多见于外伤和感染；角膜软化常见于小儿营养不良、维生素 A 缺乏；角膜血管增生见于严重沙眼；角膜边缘出现黄色或棕褐色环，环外缘清晰，内缘模糊，称为凯-费环（角膜色素环），见于肝豆状核变性。

7. 虹膜异常 虹膜纹理模糊或消失见于虹膜炎症、水肿或萎缩；虹膜形态异常或有裂孔常见于虹膜后粘连、外伤、先天性虹膜缺损等。

8. 瞳孔改变

（1）瞳孔的大小形状异常：双侧瞳孔缩小（<2mm）常见于虹膜炎、有机磷杀虫药中毒、毒蕈中毒及吗啡、巴比妥、毛果芸香碱、氯丙嗪等药物影响；双侧瞳孔扩大（≥5mm）见于外伤、青光眼绝对期、视神经萎缩、完全失明、濒死状态、颈交感神经刺激及阿托品、可卡因等药物影响；瞳孔呈椭圆形常见于青光眼或眼内肿瘤；瞳孔形状不规则多见于虹膜粘连。

（2）瞳孔大小不等：多见于脑外伤、脑肿瘤、脑疝及中枢神经梅毒等；大小不等且变化不定常见于中枢神经和虹膜支配神经病变。

（3）瞳孔对光反射迟钝或消失：见于昏迷病人。

（4）调节反射和聚合反射消失：常见于动眼神经麻痹。

（三）耳的异常

耳郭上血肿、瘢痕多见于外伤；耳郭上触及痛性小结见于痛风结节；耳郭红、肿、热、痛见于感染。外耳道有黄色液体流出伴痒痛者为外耳道炎；外耳道有局限性红肿，并有耳郭牵拉痛，见于疖肿；外耳道有脓性分泌物并伴疼痛者，见于中耳炎；外耳道有血液或脑脊液流出，多为颅底骨折。乳突压痛见于乳突炎。听力减退常见于耳道有耵聍或异物阻塞、局部或全身动脉硬化、听神经损害、中耳炎等。

（四）鼻的病变

1. 鼻的外形改变 鼻梁部及两侧面颊出现蝶形红斑，见于系统性红斑狼疮；鼻部皮肤发红并有小脓疱或小丘疹，见于痤疮；鼻尖及鼻翼皮肤发红，并有毛细血管扩张、组织肥厚，见于酒糟鼻；鼻梁塌陷，形似马鞍，称为鞍状鼻，见于鼻骨骨折；鼻腔完全堵塞，鼻梁宽平呈蛙状，称为蛙状鼻，见于肥大的鼻息肉患者。

2. 鼻翼扇动 常见于大叶性肺炎、支气管哮喘、心源性哮喘等。

3. 鼻出血 单侧鼻出血多见于鼻外伤、鼻腔感染、鼻咽癌、鼻中隔偏曲。双侧鼻出血多由全身性病变引起，如感染性疾病、血液病、高血压、维生素（C、K、P）缺乏、慢性肾衰竭、慢性肝脏疾病、风湿热等。

4. 鼻腔黏膜及其分泌物异常 鼻黏膜肿胀多见于急性鼻炎；黏膜肿胀并有黏膜组织肥厚多见于慢性鼻炎；鼻黏膜萎缩，鼻甲缩小，鼻腔宽大、干燥，嗅觉减退或消失，见于慢性萎缩性鼻炎；鼻腔分泌物增多，黄色或绿色黏稠状，见于化脓性炎症；分泌物清稀无色，见于卡他性炎症。

5. 鼻窦压痛 鼻窦区压痛多为鼻窦炎，常伴鼻塞、流涕和头痛。

6. 鼻腔通气不畅 多见于鼻中隔偏曲、鼻甲肥大及鼻息肉等堵塞鼻腔。

（五）口腔病变

1. 口唇异常 口唇苍白见于贫血、主动脉瓣关闭不全或虚脱；口唇深红见于急性发热性疾病；口唇发绀见于心肺功能不全、真性红细胞增多症等；口唇干燥并有皲裂见于重度脱水；口唇疱疹见于单纯疱疹病毒感染，常伴发于肺炎链球菌肺炎、流行性感冒、疟疾等；口唇突然发生非炎症性无痛性肿胀，见于血管神经性水肿；口唇肥厚见于黏液性水肿、肢端肥大症等；唇裂为先天性发育畸形；口角糜烂见于核黄素缺乏。

2. 口腔黏膜异常　口腔黏膜出现蓝黑色的色素沉着，见于肾上腺皮质功能减退；在第二磨牙处的颊黏膜出现直径约 1mm 的灰白色小点，外有红晕，为麻疹黏膜斑（Koplik 斑），见于麻疹早期；黏膜下出血点或瘀斑，见于各种出血性疾病或维生素 C 缺乏；口腔黏膜溃疡，见于慢性复发性口疮；乳白色薄膜覆盖于口腔黏膜为鹅口疮，见于体弱重病的小儿或老年患者，或长期使用广谱抗生素者；上第二磨牙相对的颊黏膜上腮腺导管开口处红肿，见于流行性或化脓性腮腺炎。

3. 牙齿异常　检查时注意有无龋齿、缺齿、义齿、残根、牙齿的形状及颜色。如发现牙齿病变，需按下列格式标明所在部位。

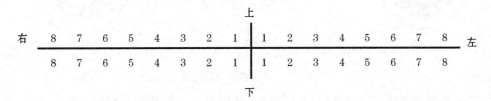

1. 中切牙　2. 侧切牙　3. 尖牙　4. 第一前磨牙　5. 第二前磨牙　6. 第一磨牙
7. 第二磨牙　8. 第三磨牙

图 2-5　牙齿标明示意图

例如：右下第三磨牙为龋齿用"龋齿 8̲"表示，左上中切牙为缺齿则用"缺齿 1̲"表示。

4. 牙龈异常　牙龈红肿热痛，见于急性牙龈炎；牙龈水肿及流脓，见于慢性牙周炎；牙龈萎缩，见于牙周病；牙龈出血可见于牙石、牙周炎、血液系统疾病及坏血病等；牙龈游离缘出现灰黑色点线为铅线，见于慢性铅中毒。

5. 舌的异常

（1）舌体增大：短期舌体肿大见于舌炎、口腔炎、舌体蜂窝组织炎、血肿及血管神经性水肿等。长期舌体增大见于呆小病、黏液性水肿、先天愚型和舌肿瘤等。

（2）裂纹舌：舌面出现横向裂纹，见于先天愚型、核黄素缺乏；舌面出现纵向裂纹而无脱水表现，见于梅毒性舌炎。

（3）地图舌：可见于移行性舌炎或核黄素缺乏。

（4）舌色改变：舌色淡见于贫血及营养不良；舌色深红见于急性感染性疾病；舌紫见于心肺功能不全；舌乳头肿胀发红如同草莓，为草莓舌，见于猩红热或长期发热的病人；舌面绛红如同生牛肉，称为牛肉舌，见于糙皮病（烟酸缺乏）；舌体小，舌面光滑，呈粉红色或红色，无苔，称为镜面舌，见于恶性贫血、缺铁性贫血或慢性萎缩性胃炎等；舌面上出现黑色或黑褐色毛，称为毛舌或黑舌，见于体弱久病或长期大量使用抗生素者。

（5）舌的运动异常：舌体震颤见于甲状腺功能亢进症；舌体偏斜见于舌下神经麻痹。

6. 咽及扁桃体异常　咽部充血红肿，分泌物增多，见于急性咽炎；咽部充血，表面粗糙，并有淋巴滤泡呈簇状增生，见于慢性咽炎；扁桃体红肿增大，伴黄白色分泌物或苔片状假膜，见于扁桃体炎。扁桃体肿大可分为三度：不超过咽腭弓者为Ⅰ度肿大；超过咽腭弓者为Ⅱ度肿大；达到或超过咽后壁中线者为Ⅲ度肿大（图2-6）。

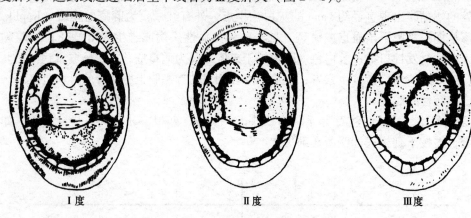

|　　Ⅰ度　　|　　Ⅱ度　　|　　Ⅲ度　　|

图2-6　扁桃体肿大的分度

7. 口腔的异常气味　口臭常见于牙龈炎、牙周炎、牙龈脓肿、龋齿、消化不良、肺脓肿等；氨味见于尿毒症；烂苹果味见于糖尿病酮症酸中毒；大蒜味见于有机磷杀虫药中毒；肝臭味见于肝性脑病。

（六）腮腺肿大

腮腺肿大见于急性流行性腮腺炎、急性化脓性腮腺炎及腮腺肿瘤。

三、颈部病理体征

（一）颈部外形及活动异常

1. 斜颈　头部向一侧偏斜。见于先天性颈肌挛缩、颈肌外伤、瘢痕挛缩。

2. 颈部活动受限　常伴疼痛。见于软组织炎症、颈肌扭伤、颈椎骨质增生、颈椎结核和肿瘤等。

3. 颈项强直　为脑膜刺激征之一。见于各种脑膜炎和蛛网膜下腔出血等。

（二）甲状腺肿大

发现甲状腺肿大时，应注意甲状腺的大小、性质、对称性、硬度、有无压痛、是否光滑、有无结节、震颤和血管杂音等。甲状腺肿大可分为三度：看不到肿大但能触及者为Ⅰ度；可看到也可触及肿大，但在胸锁乳突肌以内者为Ⅱ度；肿大超出胸锁乳突肌外缘者为Ⅲ度。甲状腺肿大常见于单纯性甲状腺肿，还可见于甲状腺功能亢进症、甲状腺炎及甲状腺肿瘤等。

（三）颈部血管异常

1. 颈静脉怒张　坐位或半卧位（上身与水平面呈45°角）时如可明显见到颈静脉充盈，称为颈静脉怒张。见于右心衰竭、缩窄性心包炎、心包积液及上腔静脉阻塞综合征等。

2. 血管搏动异常　安静状态下出现明显的颈动脉搏动，见于发热、甲状腺功能亢进症、高血压、主动脉瓣关闭不全和严重贫血等；颈静脉出现收缩期显著搏动见于三尖瓣关闭不全。

3. 血管杂音　颈部大血管区如听到血管性杂音，收缩期明显，提示动脉硬化或大动脉炎致血管腔狭窄；锁骨上窝听到杂音，提示锁骨下动脉狭窄。

（四）气管移位

气管向健侧移位，见于大量胸腔积液、气胸或纵隔肿瘤及单侧甲状腺肿大等；气管向患侧移位，见于肺不张、肺硬化、胸膜粘连等。

（成都中医药大学　高林林）

实习三　正常胸肺部检查

【实习学时】

3 学时。

【目的要求】

掌握乳房的检查方法。掌握胸肺部视、触、叩、听检查方法及顺序，并认识正常状态及生理变异。掌握清音、浊音、实音及鼓音的特点及其正常分布。掌握肺泡呼吸音、支气管呼吸音、支气管肺泡呼吸音的特点及其正常分布。掌握触觉语颤和听觉语音的检查方法及正常状态。

熟悉胸部体表标志、人工划线及分区。熟悉胸廓的正常形态及其变异。

【实习方法】

由教师做示范性检查，边检查边讲解检查的方法及正常现象。然后每两位学生为一组，相互检查，教师巡回指导，随时纠正学生相互检查中的错误。

【器材】

米尺、听诊器。

【实习内容】

一、胸部体表标志及分区

1. 骨骼标志　胸骨（柄、体、剑突）、胸骨角、锁骨、肋骨、肩胛骨、胸椎棘突（图

3-1）。练习计数肋骨、肋间隙（前、后）及胸椎棘突的方法。

（1）胸骨角：为胸骨柄与胸骨体连接处向前突起所形成的角。此角恰与第二肋软骨相连，是计数前胸壁肋骨及肋间隙的标志。

（2）第七颈椎棘突：为背部颈椎与胸椎交界的骨性标志，低头时更为明显。以此作为计数胸椎棘突的标志。

（3）肩胛下角：被检查者正坐，双手自然下垂时，肩胛下角的位置相当于第七肋或第七肋间隙，或相当于第八胸椎水平。

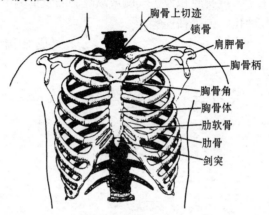

图 3-1　胸廓的骨骼结构

2. 胸部分区　有胸骨上窝，锁骨上、下窝，腋窝，肩胛间区，肩胛下区，肩胛上区（图 3-2）。

（1）胸骨上窝：胸骨上方的凹陷部，气管位于其后。

（2）肩胛上区：在背部肩胛冈以上区域。外上以斜方肌的上缘为界，相当于上叶肺尖的下部。

（3）肩胛下区：在背部两肩胛下角连线与第十二胸椎水平线之间的区域。

（4）肩胛间区：背部两肩胛骨内缘之间的区域。

3. 标志线　有 7 种 12 条垂直线：前正中线、锁骨中线、腋前线、腋中线、腋后线、肩胛线和后正中线（图 3-2）。

（1）锁骨中线：左右各 1 条。通过锁骨肩峰端与锁骨胸骨端中点的垂直线，正常男性和儿童此线一般通过乳头。

（2）腋前、中、后线：左右各 1 条。通过腋窝前皱襞、后皱襞所作的垂直线，分别为腋前、后线；腋前线及腋后线间等距离的平行线，即通过腋窝顶点的垂直线叫腋中线。

（3）前正中线：通过胸骨中央的垂直线。

（4）后正中线：通过脊椎棘突的垂直线。

（5）肩胛线：左右各 1 条。两上肢自然下垂时，通过肩胛下角的垂直线叫肩胛线。

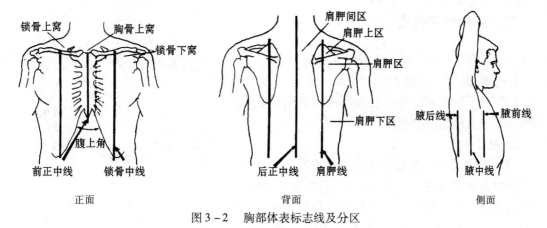

正面　　　　　　　　　　　背面　　　　　　　　　　侧面

图 3 - 2　胸部体表标志线及分区

二、胸廓、胸壁与乳房检查

（一）胸廓

1. 视诊　视诊胸廓形态是否对称，有无一侧或局部隆起或凹陷，脊柱有无前凸、后凸、侧弯、侧凸等。

用双脚规测量胸廓的前后径及横径，以乳头（男性）或第四肋间的平面为标准，比较前后径及横径大小即可确定胸廓的类型。正常形态为圆柱形，前后径与横径之比为1∶1.5，小儿和老年人前后径略小于或等于横径，两侧对称，无局部凹陷或隆起。

2. 触诊　仔细检查各肋骨、肋间隙以及胸骨有无压痛，同时注意有无皮下捻发感、摩擦感。

（二）胸壁

视诊有无静脉曲张，如有确定其血流方向，有无皮下气肿、压痛。胸壁软组织有无肿块、瘢痕。正常胸壁无明显静脉可见，哺乳期女性乳房附近的皮下静脉可较明显。用手指轻压或轻叩胸壁，正常人无疼痛感觉。

（三）乳房检查

1. 视诊　检查时光线应充足，前胸充分暴露，被检查者取坐位或仰卧位，必要时取前倾位。观察双侧乳房有无异常（肿块、红肿、压痛）、乳头情况。正常女性坐位时，两侧乳房基本对称，但大小可略有差别，两乳头一般在同一水平。

2. 触诊　被检查者取坐位，先两臂下垂，然后双臂高举超过头部或双手叉腰再进行检查。先查健侧，后查患侧。检查者以并拢的手指掌面稍施力，以旋转或滑动方式进行触诊。按外上、外下、内下、内上、中央（乳头、乳晕）的顺序滑动触诊，然后检查淋巴引流部位，如腋窝，锁骨上、下窝等处的淋巴结（图 3 - 3）。

正常乳房有一种细软的弹力感和颗粒感，青年女性的乳房较软并呈均一性，随年龄增长而有结节感，一般无压痛。

三、肺和胸膜检查

（一）视诊

1. 注意事项　被检查者可取坐位，也可取仰卧位，医生从不同角度，按一定顺序进行系统、全面地观察，才能发现细微的变化。

2. 视诊内容

（1）呼吸运动：嘱被检查者端坐或平卧。检查者面对被检查者进行观察，当被检查者胸廓运动轻微时，嘱被检查者解开裤带，以便更好地观察腹式呼吸。观

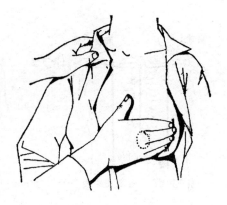

图 3-3　乳房触诊

察内容：呼吸类型（胸式、腹式）、深度、频率（要求测量 1 分钟）、节律、呼吸气相长短的关系、胸廓两侧的动度是否相等以及有无增强或减弱等。

（2）呼吸类型：胸式或腹式呼吸。一般说来，成年女性以胸式呼吸为主，儿童及成年男性以腹式呼吸为主。

（3）呼吸频率及节律：平静状态下，健康人呼吸运动节律整齐，深度适中。成人呼吸频率为 12～22 次/分，呼吸与脉搏之比为 1∶4。

（二）触诊

1. 胸廓扩张度　检查前胸时，被检查者深呼气后屏气，检查者两手置于胸廓下面的前侧部，左、右拇指展开在胸骨下段前正中线相遇，两手掌及其余四指紧贴两侧前下胸壁。让被检查者做深吸气运动，检查者的手即可感觉到被检查者胸廓呼吸运动的范围及两侧呼吸运动是否对称，亦可从两侧拇指移开后距前正中线的距离来加以判断。检查背部时，被检查者取坐位，检查者将两手掌面贴于肩胛下部对称部位，两拇指展开在后正中线相遇，其余四指并拢放在腋下，同样观察呼吸运动的范围和两侧呼吸运动是否一致（图 3-4）。

胸廓扩张度增强或减弱的临床意义与视诊所见相同，只是触诊的检查结果可能更准确。

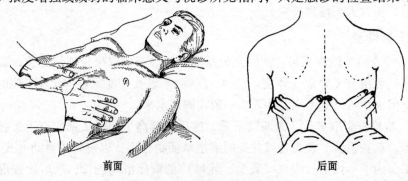

前面　　　　　　　　　　　　后面

图 3-4　胸廓扩张度检查法

2. 触觉语颤　检查者双手掌放在被检查者胸部对称位置，嘱被检查者以同等强度拉长

发"一"音，左右对比；如两手的语颤（触觉语颤）不一致，可两手交换位置后再做一次（图3-5）。查上、中、下三部位（从内到外），由内到外依次检查，比较两侧对称部位触觉语颤的异同。先检查前胸，再检查侧胸，最后检查背面。

注意：①触诊时不可将两手强压在胸壁上；②正常人胸壁前、后、上、下语颤不相同，故强调两侧对称部位进行比较。

正常情况下，前胸上部的语颤较下部强，后胸下部较上部强，右上胸较左上胸强。一般情况下，男性的语颤较女性强，成人较儿童强，瘦者因胸壁薄而强于胖者。

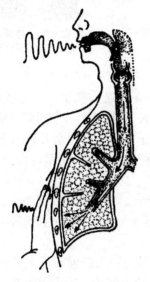

图3-5　触觉语颤检查法

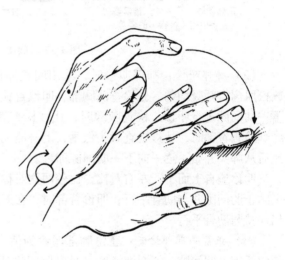

图3-6　间接叩诊法

（三）叩诊

1. 叩诊方法

（1）直接叩诊法：用右手拇指以外的四指掌面直接拍击被检查的部位，借助拍击的音响和振动感来判断病变情况。适用于肺部病变较广泛时，如大量胸腔积液、气胸等，用此法来确定病变在哪一侧及其大致范围。

（2）间接叩诊法：叩诊板指为左手中指第二指节，将其贴放在被叩部位（肋间隙，勿放在肋骨上），勿加重压，其余四指稍微抬起，以免影响被叩组织振动。叩诊指为右手中指，叩打于左手中指第二指节的前端。叩打的方向应与被叩打部位的表面垂直，要以腕关节及掌指关节的活动进行叩打（避免肘或肩关节参加运动），要有节奏、灵活、短促且富于弹性，叩击后右手中指应立即抬起，在同一部位只需连续均匀地叩打两三下（必要时可重复）。叩击用力要均匀适中，使产生的音响一致，才能正确判断叩诊音的变化（图3-6、图3-7）。

2. 叩诊内容

（1）辨别各种叩诊音：清音出现在正常肺组织所在部位。浊音出现在肺与心脏、肝脏重叠的部位。实音出现在未被肺遮盖的肝脏及心脏。鼓音出现在左胸下部的胃泡（Traube）区。

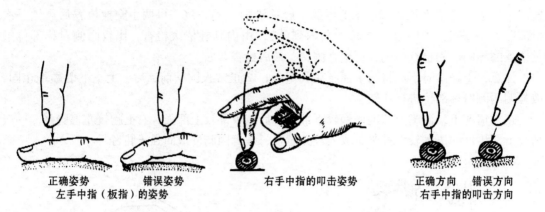

正确姿势　　错误姿势　　　　右手中指的叩击姿势　　　　正确方向　错误方向
左手中指（板指）的姿势　　　　　　　　　　　　　　　　　右手中指的叩击方向

图3-7　间接叩诊正误图

（2）肺部叩诊：肺部叩诊时，采用间接叩诊法，被检查者通常取坐位，也可取卧位，放松肌肉，呼吸均匀。先检查前胸部，叩诊自锁骨上窝开始，然后从第一肋间隙开始逐一向下一肋间隙进行叩诊。检查腋部时，让被检查者将上臂置于头顶，从腋窝开始向下叩至肋缘。检查背部时，让被检查者头低垂，上身略向前倾，双手交叉抱肘，先叩得肺上界宽度，然后从肺尖开始，逐一向下一肋间隙叩诊。

叩诊应自上而下，左右对比，比较两侧对称部位的叩诊音。叩诊前胸及两侧时，板指应平贴于肋间隙并与肋骨平行；叩诊背部时，在肩胛间区板指可与脊柱平行，在肩胛下区板指仍保持与肋骨平行。

（3）正常肺部叩诊音：正常肺部叩诊为清音。生理变异为：①肝浊音区上界为右侧锁骨中线第5肋间隙；②心浊音区（见心脏叩诊部分）；③脾浊音区为左腋中线第9~11肋间隙，但有时因胃内有气体存在不易叩出；④特劳伯（Traube）区在左侧腋前线下方，因胃内含气而叩诊呈鼓音，此区范围大小因胃内含气量多少而改变（图3-8）。

背部从肩胛上区到第9~11肋下缘，除脊柱部位外，叩诊都呈清音（图3-8）。

（4）肺上界：即肺尖的上界（Kronig峡），自斜方肌前缘中央部开始叩诊，叩诊音为清音，逐渐向外叩，当变为浊音时作一记号；然后再向内侧叩诊，直到变为浊音为止，再作一记号。两者之间的清音带宽度，表示肺尖范围，正常约4~6cm。

（5）肺下界：被检查者平静呼吸，在锁骨中线、腋中线及肩胛线上，自上而下进行叩诊，当浊音变为实音时，浊音与实音的交界即表示肺下界在该线上的位置。平静呼吸时肺下界正常分别在第6、8、10肋骨。左肺下界除在左锁骨中线上变动较大（因有胃泡鼓音区）外，与右侧大致相同。

（6）肺下界移动度：在平静呼吸时叩出双侧肺下界后，嘱被检查者深吸气后屏住呼吸，重新在肩胛线（或锁骨中线上）叩出肺下界，这时肺下界下降，并用笔作出标记；再嘱被检查者深呼气后屏住呼吸，叩出肺下界再作标记，这时肺下界上升。两个标记间的距离即为肺下界移动范围，正常人为6~8cm。

（四）听诊

1. 注意事项　①仔细检查听诊器，如管腔是否通畅，皮管有无破损，听诊器体件有无

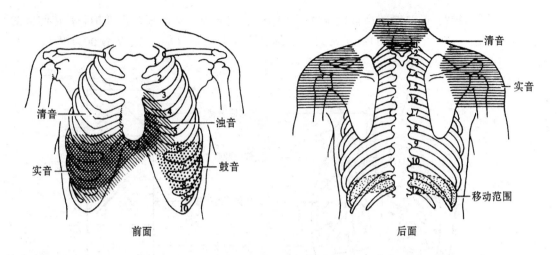

图 3-8 正常胸部叩诊音

松动，音膜有无破裂。②听诊器耳件方向应弯向前内与外耳道方向相合。③听诊器体件应紧贴胸壁，中间不得有间隙，不能有任何物体相隔（如衣服）。④被检查者体位应舒适，肌肉松弛，环境安静、温暖，听诊器体件也应温暖。

2. 体位 听诊时被检查者宜取坐位或卧位。

3. 方法 嘱被检查者平静而均匀地呼吸，必要时做深呼吸或咳嗽几声后立即听诊。一般由肺尖开始沿肋间隙自上而下、左右对称部位对比进行听诊。先听诊前胸，然后听诊两侧，最后听诊背部（图 3-9）。

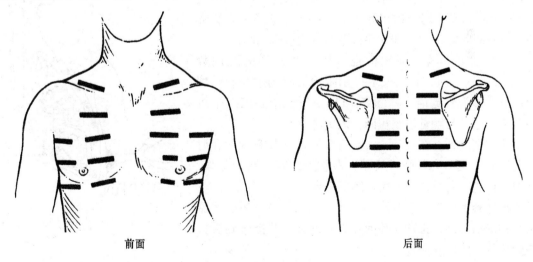

图 3-9 胸部叩诊和听诊的部位

4. 听诊内容

（1）**正常呼吸音：**正常人可听到支气管呼吸音、肺泡呼吸音、支气管肺泡呼吸音三种。听诊呼气音时应注意其强度、音调高低、性质、呼气与吸气时间的长短等。

支气管呼吸音：呼气时的声音较吸气音时间长、响度强、音调高，很像抬高舌体呼吸时所产生的"哈"音（图3-10）。正常人在喉部、胸骨上窝和背部第6、7颈椎与第1、2胸椎附近可听到此音。

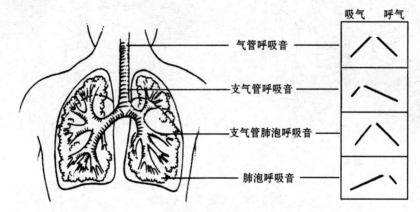

图3-10　正常呼吸音的分布及特点

肺泡呼吸音：吸气音较呼气音时间长、响度强、音调高，类似上齿咬下唇呼吸时发出的"夫"音，声音为柔和的吹风样性质（图3-10）。在正常人的肺组织都可听到，即除了上述支气管呼吸音的部位和下述的支气管肺泡呼吸音的部位外，其余肺部都可听到肺泡呼吸音。

支气管肺泡呼吸音：呼气音的性质与支气管呼吸音的呼气音相似，但音响较弱，音调较高；吸气音性质与肺泡呼吸音的吸气音相似，但音响较强、音调较高；呼气音与吸气音的强弱、音调、时限约相等（图3-10）。正常人在胸骨角、肩胛间区第3、4胸椎水平以及右肺尖可听到此音。

（2）听觉语音：嘱被检查者用平时谈话的音调数"一、二、三"时，在胸壁上可用听诊器听到柔和而模糊的声音，即为听觉语音（图3-11）。听觉语音的发生机制及临床意义与触觉语颤相同，但更敏感。

正常情况下，在气管、大支气管附近（如胸骨柄和肩胛间区）听觉语音较强且清楚，右胸上部较左胸上部强，其他部位则较弱且字音含糊，肺底最弱。

被检查者用耳语声调发"一、二、三"音，将听诊器放在胸壁上听诊，正常在肺泡呼吸音的部位只能听到极微弱的声音，此即耳语音。

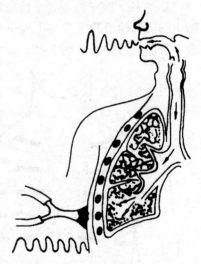

图3-11　听觉语音示意图

（成都中医药大学　张　泉）

实习四 胸肺部病理体征检查

【实习学时】
3 学时。

【目的要求】
掌握胸肺部各种病理体征的检查方法、临床特点及其临床意义。
掌握大叶性肺炎、肺气肿、支气管哮喘、胸腔积液及气胸的主要体征。
了解胸肺部各种病理体征的发生机制。

【实习方法】
教师预先在病房选好典型病例。先由教师示教，学生在教师指导下分组实习，按视、触、叩、听的顺序重点检查胸肺部体征。然后由学生说明典型病例特征，结合患者具体情况讨论各种病理体征的发生机制、特点及临床意义，教师加以补充或纠正并讲解其临床意义。实习结束后写出符合病历要求的体检报告，交指导教师批改，并在下一次实习时分析其中具有普遍性的问题。

【实习内容】

一、胸廓、胸壁和乳房的病理体征

（一）异常胸廓

1. 桶状胸 胸廓的前后径增大，以至与横径几乎相等，胸廓呈圆桶状。肋骨的倾斜度减小，几乎呈水平位（图4-1、图4-2）。肋间隙增宽，有时饱满。锁骨上、下窝展平或突出，颈短肩高，腹上角增大呈钝角，胸椎后凸。桶状胸常见于慢性阻塞性肺气肿及支气管哮喘发作时，由两肺过度充气、肺体积增大所致；亦可见于一部分老年人及矮胖体型的人。

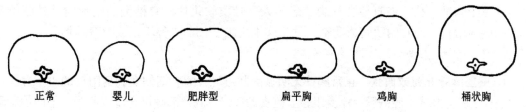

正常　　　婴儿　　　肥胖型　　　扁平胸　　　鸡胸　　　桶状胸

图4-1 胸廓的前后径与横径

2. 扁平胸 胸廓扁平，前后径常不到横径的一半。肋骨的倾斜度增加，肋下缘较低，腹上角呈锐角（图4-1、图4-2）。颈部细长，锁骨突出，锁骨上、下窝凹陷。见于瘦长体型者，也可见于慢性消耗性疾病，如肺结核等。

3. 佝偻病胸 又称鸡胸，为佝偻病所致的胸部病变，多见于儿童。胸骨特别是胸骨下部显著前凸，两侧肋骨凹陷，胸廓前后径增大而横径缩小，胸廓上下径较短，形似鸡胸而得名（图4-1、图4-2）。有时肋骨与肋软骨交接处增厚隆起呈圆珠状，在胸骨两侧排列成串珠状，称为佝偻病串珠。前胸下部膈肌附着处，因肋骨质软，长期受膈肌牵拉可向内凹陷，而下部肋缘则外翻，形成一水平状深沟，称肋膈沟。

4. 漏斗胸 胸骨下端剑突处内陷，有时连同依附的肋软骨一起内陷而形似漏斗，称为漏斗胸（图4-2）。见于佝偻病、胸骨下部长期受压者，也有原因不明者。

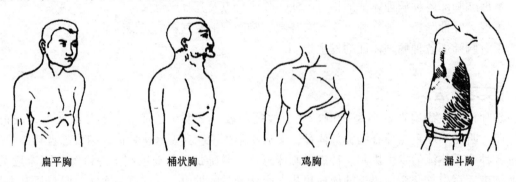

扁平胸   桶状胸   鸡胸   漏斗胸

图4-2 异常胸廓

5. 胸廓单侧或局限性变形 单侧胸廓膨隆多伴有肋间隙增宽，若同时有呼吸运动受限，气管、心脏向健侧移位者，见于单侧大量胸腔积液、气胸、液气胸、胸内巨大肿物等；病侧呼吸功能严重障碍者，健侧可呈代偿性肺气肿而隆起。

局限性胸壁隆起见于心脏肥大、大量心包积液、主动脉瘤、胸内或胸壁肿瘤、胸壁炎症、皮下气肿等。

单侧或局限性胸廓凹陷多见于阻塞性肺不张、肺萎缩、肺纤维化、广泛肺结核、胸膜增厚粘连、肺叶切除术后等，此时，因健侧代偿性肺气肿而膨隆，使两侧胸廓不对称的表现更加明显。

6. 脊柱畸形所引起的胸廓变形 脊柱前凸多发生在腰椎，对胸廓外形无影响。脊柱后凸畸形（驼背）多发生在胸椎，胸椎向后凸起，胸廓上下径缩短，肋骨靠拢，胸骨向内牵拉，常见于胸椎结核、强直性脊柱炎、老年人、骨质软化症。脊椎侧凸畸形时，外凸侧肩高，肋间隙增宽，而对侧肋间隙变窄，见于胸椎疾患、长期姿势不正或发育畸形。

（二）胸壁异常

1. 胸壁静脉充盈或曲张 正常胸壁无明显静脉可见，哺乳期妇女乳房附近的皮下静脉可较明显。上腔静脉或下腔静脉回流受阻建立侧支循环时，胸壁静脉可充盈或曲张。上腔静脉受阻时，胸壁静脉的血流方向自上向下；下腔静脉受阻时，胸壁静脉的血流方向自下向上。

2. 皮下气肿 气体存积于皮下时，称皮下气肿。胸部皮下气肿是由肺、气管、胸膜受伤或病变所致，也偶见于产气杆菌感染或气胸穿刺引流时。严重胸部皮下气肿，可向颈部、腹部或其他部位皮下蔓延。

3. 胸壁压痛 用手指轻压或轻叩胸壁，正常人无疼痛感觉。胸壁炎症、肿瘤浸润、肋软骨炎、肋间神经痛、带状疱疹、肋骨骨折等，可有局部压痛。骨髓异常增生时，常有胸骨压痛或叩击痛，见于白血病患者。

4. 肋间隙回缩或膨隆 吸气时肋间隙回缩提示呼吸道阻塞，因吸气时气体不能自由地进入肺内。肋间隙膨隆见于大量胸腔积液、张力性气胸或严重肺气肿。胸壁肿瘤、主动脉瘤、儿童期心脏明显肥大者，相应部位的肋间隙亦常膨出。

（三）乳房病变

1. 视诊 一侧乳房明显增大可能为先天畸形、一侧哺乳，也可能为乳房炎症或有较大的肿物。一侧乳房明显缩小多因发育不全所致。乳房外表发红、肿胀并伴疼痛、发热者，见于急性乳房炎。乳房皮肤表皮水肿隆起，毛囊及毛囊孔明显下陷，皮肤呈"橘皮样"，多为浅表淋巴管被乳癌堵塞后局部皮肤出现淋巴性水肿所致；"橘皮样"皮肤也可见于炎症。乳房溃疡和瘘管见于乳房炎、结核或脓肿。单侧乳房表浅静脉扩张常是晚期乳癌或肉瘤的征象；妊娠、哺乳也可引起乳房表浅静脉扩张，但常是双侧性的。

乳头内陷如系自幼发生，为发育异常。近期发生的乳头内陷或位置偏移，可能为癌变，令患者两臂高举过头，乳头内陷可更加明显。乳头有血性分泌物见于乳管内乳头状瘤、乳癌；黄色或黄绿色溢液常是乳房囊性增生病的表现，偶见于乳癌；棕褐色溢液多见于乳管内乳头状瘤或乳房囊性增生病。

男性乳房发育，见于各种原因所致的睾丸功能不全（雌激素过多）、肝硬化所致的雌激素蓄积、肾上腺皮质激素分泌过多或雌激素分泌过多等。

2. 触诊 急性乳房炎常发生于哺乳期妇女，尤其是初产妇更为多见。乳房红、肿、热、痛，常局限于一侧乳房的某一象限。触诊有明显压痛的硬块，患侧腋窝淋巴结肿大并有压痛，伴寒战、发热及出汗等全身中毒症状，周围血白细胞计数明显增高。

乳房肿块见于乳癌、乳房纤维腺瘤、乳管内乳头状瘤、乳房肉瘤、乳房囊性增生病、结核、慢性脓肿、乳管堵塞等。良性肿块一般较小，形状规则，表面光滑，边界清楚，质不硬，无粘连而活动度大。恶性肿瘤以乳癌最常见，多见于中年以后的妇女，肿块形状不规则，表面凹凸不平，边界不清，压痛不明显，质坚硬，早期恶性肿瘤可活动，但晚期可与皮肤及深部组织粘连而固定，易向腋窝等处淋巴结转移，尚可有"橘皮样"皮肤、乳头内陷及血性分泌物。

二、肺和胸膜的病理体征

（一）视诊

1. 呼吸类型改变 肺炎、重症肺结核、胸膜炎、肋骨骨折、肋间肌麻痹等胸部疾患时，因肋间肌运动受限可使胸式呼吸减弱而腹式呼吸增强，即胸式呼吸变为腹式呼吸。腹膜炎、腹水、巨大卵巢囊肿、肝脾极度肿大、胃肠胀气等腹部疾病及妊娠晚期，因膈肌向下运动受限可使腹式呼吸减弱而胸式呼吸增强，即腹式呼吸变为胸式呼吸。

2. 呼吸困难　上呼吸道部分阻塞患者，因气流不能顺利进入肺，故当吸气时呼吸肌收缩，造成肺内负压极度增高，从而引起胸骨上窝、锁骨上窝及肋间隙向内凹陷，称为三凹征。因吸气时间延长，又称为吸气性呼吸困难，常见于气管阻塞，如气管异物。下呼吸道阻塞患者，因气流呼出不畅，呼气用力，引起肋间隙膨隆，呼气时间延长，称为呼气性呼吸困难，常见于支气管哮喘发作、阻塞性肺气肿。

3. 呼吸过速　成人呼吸频率超过 22 次/分，称为呼吸过速。见于剧烈体力活动、发热（体温每增高 1℃呼吸频率增加 4 次/分）、疼痛、贫血、甲状腺功能亢进症、呼吸功能障碍、心力衰竭、肺炎、胸膜炎、精神紧张等。

4. 呼吸过缓　成人呼吸频率低于 12 次/分，称为呼吸频率过缓。见于深睡、颅内高压、黏液性水肿、吗啡及巴比妥中毒等。呼吸停顿，心跳仍存在，见于脑疝及其他能引起延髓麻痹的疾病，如感染性多发性神经炎等。

5. 库斯莫尔呼吸　严重代谢性酸中毒时，病人可以出现节律匀齐、呼吸深而大（吸气慢而深，呼气短促）、病人不感呼吸困难的呼吸，称为库斯莫尔呼吸，又称酸中毒大呼吸（图 4 - 3）。库斯莫尔呼吸有利于排出较多的二氧化碳，从而缓解代谢性酸中毒，见于尿毒症、糖尿病酮症酸中毒等疾病。

6. 潮式呼吸　又称陈 - 施（Cheyne - Stokes）呼吸。潮式呼吸的特点是呼吸由浅慢逐渐变为深快，再由深快逐渐变为浅慢，直至呼吸停止片刻（约 5 ~ 30s），然后再开始上述周期性呼吸，形成如潮水涨落的节律，故称为潮式呼吸（图 4 - 3）。潮式呼吸的周期约为 30 ~ 120s。

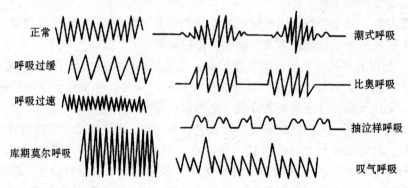

图 4 - 3　呼吸频率、深度及节律改变

潮式呼吸多见于中枢神经系统疾病，如脑炎、脑膜炎、颅内压增高以及某些中毒，也见于心力衰竭（肺 - 脑循环时间延长）、缺氧及某些脑干损伤。有些老年人在深睡时也可出现潮式呼吸，可能是脑动脉硬化、脑供血不足的表现。

7. 间停呼吸　又称比奥（Biot）呼吸，表现为有规律的深度相等的呼吸几次之后，突然停止呼吸，间隔一个短时间后又开始深度相同的呼吸，如此周而复始（图 4 - 3）。周期持续时间约 10 ~ 60s。间停呼吸较潮式呼吸更严重，多发生于中枢神经系统疾病，如脑损伤、颅内高压、脑炎、脑膜炎等疾病，常为临终前的危急征象。

8. 不规则呼吸 呼吸频率与节律不规则，且呼吸表浅、不匀，称为不规则呼吸，见于中枢神经疾病及休克等严重疾病。

9. 双吸气 也称抽泣样呼吸，表现为连续两次较短的吸气之后继以较长的呼气，类似哭泣后的抽泣。为中枢性呼吸衰竭的表现，主要见于颅内高压和脑疝前期。

10. 呼吸运动

（1）呼吸运动减弱或消失：局限性呼吸运动减弱或消失常见于大叶性肺炎、肺结核、肺脓肿、肺不张、肺肿瘤、少量胸腔积液、局限性胸膜增厚或粘连等。一侧呼吸运动减弱或消失，常见于大量胸腔积液、气胸、显著胸膜增厚及粘连、一侧肺不张、一侧膈神经麻痹等。两侧呼吸运动减弱或消失，最常见于慢性阻塞性肺气肿，也见于双侧肺纤维化、气胸、胸腔积液、胸膜增厚及粘连、呼吸肌瘫痪等。

（2）呼吸运动增强：局部或一侧呼吸运动增强见于健侧的代偿性肺气肿。双侧呼吸运动增强见于酸中毒大呼吸（深长呼吸）、剧烈运动等。

（二）触诊

1. 语颤增强 常见于：①肺实变：传导声波的能力固体＞液体＞气体，故实变的肺组织传导声波的能力较正常肺组织强，当声波通过畅通的气管、支气管传到实变的肺组织，再传到胸壁时语颤增强。见于肺炎链球菌肺炎、肺梗死、肺结核、肺脓肿及肺癌等。②压迫性肺不张：肺受压后肺泡内含气量减少导致肺组织密度增加。畅通的气管、支气管将声波传导到含气量减少而传导声波能力增强的肺组织，再传到胸壁时语颤增强。见于胸腔积液上方受压而萎缩的肺组织及受肿瘤压迫的肺组织。③较浅而大的肺空洞。

2. 语颤减弱或消失 常见于：①肺泡内含气量增多：如肺气肿及支气管哮喘发作时；②支气管阻塞：如阻塞性肺不张、气管内分泌物增多；③胸壁与肺组织距离加大：如胸腔积液、气胸、胸膜高度增厚及粘连、胸壁水肿或高度肥厚、胸壁皮下气肿；④体质衰弱：因发音较弱而语颤减弱。大量胸腔积液、严重气胸时，语颤可消失。

3. 胸膜摩擦感 胸膜有炎症时，检查者用手掌轻贴胸壁，令病人反复做深呼吸，此时若有皮革相互摩擦的感觉，即为胸膜摩擦感。胸膜的任何部位均可出现胸膜摩擦感，但以腋中线第 5~7 肋间隙（或前下侧胸壁）最易感觉到（图 4–4）。胸膜摩擦感见于干性胸膜炎。

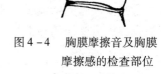

图 4–4　胸膜摩擦音及胸膜
摩擦感的检查部位

4. 呼吸运动 呼吸运动减弱或增强意义同视诊。

（三）叩诊

1. 肺上界 气胸、肺气肿、肺尖部的肺大泡时，肺尖清音带增宽且叩诊可呈鼓音或过清音。肺尖有结核、肿瘤、纤维化、萎缩或胸膜增厚时，肺尖清音带变窄或消失。

2. 肺下界 病理情况下，肺下界下移见于肺气肿、腹腔内脏下垂；肺下界上移见于肺不张、肺萎缩、胸腔积液、气胸、胸膜增厚粘连，以及腹压增高所致的膈肌上抬，如腹水、鼓肠、肝脾肿大、腹腔肿瘤、膈肌麻痹。下叶肺实变、胸腔积液、胸膜增厚时，肺下界不易叩出。

3. 肺下界移动度　若肺组织弹性减退、胸膜粘连或膈肌移动受限，则肺下界移动度减小，见于阻塞性肺气肿、胸腔积液、气胸、肺不张、胸膜粘连、肺炎及各种原因所致的腹压增高。当胸腔大量积液、积气或广泛胸膜增厚粘连时，肺下界移动度难以叩出。

4. 胸部病理性叩诊音　正常肺部清音区如出现清音以外的其他叩诊音时，称为病理性叩诊音。病理性叩诊音的性质及范围取决于病变的性质、大小及病变部位的深浅。一般情况下，离胸部表面5cm以上、直径小于3cm的病灶或少量胸腔积液，常不能发现叩诊音的改变。

（1）浊音或实音：产生浊音或实音的病理基础是一致的。见于：①肺组织含气量减少或消失：如肺炎、肺结核、肺梗死、肺不张、肺水肿、肺硬化等；②肺内不含气的病变：如肺肿瘤、肺包囊虫病、未穿破的肺脓肿等；③胸膜腔病变：如胸腔积液、胸膜增厚粘连等；④胸壁疾病：如胸壁水肿、肿瘤等。

病灶广泛且浅表之肺实变、胸腔内巨大肿物等，叩诊呈实音；中等或中等以上胸腔积液的下部，叩诊也呈实音。病灶范围较小，或较深、积液量较少时，叩诊呈浊音。

（2）鼓音：产生鼓音的原因是肺部有大的含气腔，见于气胸及直径大于3～4cm的浅表肺空洞，如空洞型肺结核、液化破溃了的肺脓肿或肺肿瘤。

（3）过清音：为介于鼓音和清音之间的音响，见于肺内含气量增加且肺泡弹性减退者，如肺气肿、支气管哮喘发作时。

（4）空瓮音：若空洞巨大（直径 >4～6cm）、位置浅表且腔壁光滑，或为张力性气胸时，叩诊呈鼓音且具有金属性回响时，称为空瓮音。此音有如以手指弹击充足气体的小皮球一样。

（5）破壶音：当叩击浅表、开口又较小的肺部巨大空洞时，空气可从裂隙突然挤入支气管腔内，出现具有鼓音性质兼泄气性质的音响，称为破壶音。破壶音的出现表明肺部有浅表的和外界有狭窄裂隙沟通的大空腔，见于肺结核大空洞和气胸。

（6）浊鼓音：是一种兼有浊音及鼓音特点的混合性叩诊音。产生浊鼓音的原因是肺泡含气量减少和肺泡壁弛缓。浊鼓音见于肺不张、肺炎的充血期或消散期、肺水肿等。胸腔积液浊音界上方受压的肺组织，叩诊亦呈浊鼓音，此音又称 Skodaic 叩响。

（四）听诊

1. 病理性呼吸音

（1）病理性肺泡呼吸音：为肺脏发生病变时所引起的肺泡呼吸音减弱、增强或性质改变。

1）肺泡呼吸音减弱或消失：由进入肺泡内的空气量减少、气流速度减慢或声音传导障碍引起。常见于：①呼吸运动障碍：如全身衰弱、呼吸肌瘫痪、腹压过高、胸膜炎、肋骨骨折、肋间神经痛等。②呼吸道阻塞：如支气管炎、支气管哮喘、喉或大支气管肿瘤等。③肺顺应性降低：可使肺泡壁弹性减退，充气受限而使呼吸音减弱，如肺气肿、肺淤血、肺间质炎症等。④胸腔内肿物：如肺癌、肺囊肿等。⑤胸膜疾患：如胸腔积液、气胸、胸膜增厚及粘连等，由胸廓呼吸运动受限以及声波传导障碍引起。大量胸腔积液、气胸时，肺泡呼吸音可消失。⑥胸壁增厚：如胸肌发达、胸壁水肿、肥胖等。

2）肺泡呼吸音增强：与呼吸运动及通气功能增强，进入肺泡的空气流量增多、流速加快有关。双侧肺泡呼吸音增强见于运动、发热、甲状腺功能亢进症、贫血、代谢性酸中毒。肺脏或胸腔病变使一侧或一部分肺的呼吸功能减弱或丧失，则健侧或无病变部分的肺泡呼吸音可出现代偿性增强。

3）呼气延长：下呼吸道有部分梗阻或狭窄时，呼气时间延长，常伴呼吸音粗糙（图4-5）。双肺肺泡呼吸音的呼气音延长见于支气管哮喘、喘息型支气管炎及慢性阻塞性肺气肿。局部呼气音延长见于局限性支气管狭窄或部分阻塞，如支气管肺癌。

4）断续性呼吸音：又称齿轮性呼吸音。表现为吸气音较强，有不规则的间歇而将吸气音分为若干节段，但每个节段的声音是均匀的（图4-5）。断续性呼吸音见于肺炎、肺结核、支气管肺癌、胸膜粘连等。

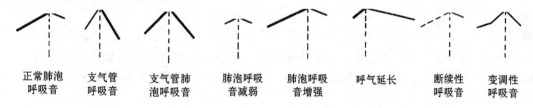

正常肺泡呼吸音　支气管呼吸音　支气管肺泡呼吸音　肺泡呼吸音减弱　肺泡呼吸音增强　呼气延长　断续性呼吸音　变调性呼吸音

图4-5　常见呼吸音示意图

5）粗糙性呼吸音：为音调较高、音响不均匀且有粗糙感的呼吸音（图4-5）。常见于支气管炎或肺炎早期。

（2）病理性支气管呼吸音：在正常肺泡呼吸音分布的区域内听到了支气管呼吸音，即为病理性支气管呼吸音，亦称管呼吸音。由肺组织实变、肺内大空洞、压迫性肺不张等引起。

（3）病理性支气管肺泡呼吸音：在正常肺泡呼吸音分布的区域内听到支气管肺泡呼吸音，称为病理性支气管肺泡呼吸音。常见于肺实变区域较小且与正常肺组织掺杂存在，或肺实变部位较深并被正常肺组织所遮盖，亦可见于肺组织轻度或不全实变，或胸腔积液上方有肺膨胀不全。

2. 啰音　是伴随呼吸音的附加音。根据声音性质不同，分为干啰音和湿啰音（图4-6）。

（1）干啰音：又称连续性呼吸附加音，是一种持续时间较长的呼吸性附加音。由气流通过狭窄的支气管时发生漩涡，或气流通过有黏稠分泌物的管腔时冲击黏稠分泌物引起的震动所致（图4-6）。引起管腔狭窄的原因有支气管黏膜水肿、渗出或增厚，支气管平滑肌痉挛，管腔内肿瘤侵入、异物或分泌物使支气管部分阻塞，支气管外肿瘤或肿大的淋巴结压迫等。

听诊特点：①吸气和呼气都可听到，但常在呼气时更加清楚；②性质多变且部位变化不定，如咳嗽后可以增多、减少、消失或出现；③音调较高，每个音响持续时间较长；④几种不同性质的干啰音可同时存在；⑤发生于主支气管以上的干啰音，有时不用听诊器都可听到，称喘鸣。

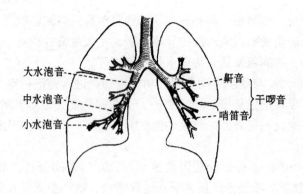

图4-6　啰音的产生机制

鼾音：由气流通过有黏稠分泌物的较大支气管或气管时发生的震动和移动所产生，为一种粗糙的、音调较低的、类似熟睡时鼾声的干啰音。

哨笛音：为气流通过狭窄或痉挛的小支气管时发生的一种高音调的干啰音。有的似吹口哨或吹笛声，称为哨笛音；有的呈咝咝声，称为飞箭音。

临床意义：干啰音是支气管有病变的表现。如两肺都出现干啰音，见于急性或慢性支气管炎、支气管哮喘、支气管肺炎、心源性哮喘等。局限性干啰音是由局部支气管狭窄所致，常见于支气管局部结核、肿瘤、异物或黏稠分泌物附着。局部而持久的干啰音见于肺癌早期或支气管内膜结核。

（2）湿啰音：又称不连续性呼吸附加音，是因为气道或空洞内有较稀薄的液体（渗出物、黏液、血液、漏出液、分泌液），呼吸时气流通过液体形成水泡并立即破裂时所产生的声音，很像用小管插入水中吹气时所产生的水泡破裂音，故也称水泡音（图4-6）。

听诊特点：①吸气和呼气都可听到，但吸气终末时多而清楚；②常有数个水泡音成串或断续发生；③部位较恒定，性质不易改变；④大、中、小湿啰音可同时存在；⑤咳嗽后湿啰音可增多、减少或消失。

1）按支气管口径大小：可分为粗、中、细湿啰音。①粗湿啰音：又称大水泡音，产生于气管、大支气管或空洞内，多出现在吸气早期。见于肺结核空洞、肺水肿、昏迷或濒死的病人，也可见于支气管扩张症。昏迷或濒死的病人，因无力将气管内的分泌物咳出，呼吸时可出现大湿啰音，有时不用听诊器都能听到，称为痰鸣音。②中湿啰音：又称中水泡音，产生于中等大小的支气管内，多出现于吸气的中期。见于支气管肺炎、支气管炎、肺梗死、肺结核。③细湿啰音：又称小水泡音，发生在小支气管或肺泡内，多在吸气终末出现。常见于细支气管炎、支气管肺炎、肺结核早期、肺淤血、肺水肿及肺梗死等（图4-7）。

2）按音响程度：分为响亮性和非响亮性湿啰音。①响亮性湿啰音：听起来清楚、响亮、近耳。见于肺炎或肺空洞。如果空洞内壁光滑或有液气胸时，响亮性湿啰音还可带有金属调。②非响亮性湿啰音：声音较弱而音调较低，似距耳较远。

临床意义：湿啰音是肺与支气管有病变的表现。湿啰音两肺散在性分布，常见于支气管炎、支气管肺炎、血行播散型肺结核、肺水肿；两肺底分布，多见于肺淤血、肺水肿及支气管肺炎；一侧或局限性分布，常见于肺炎、肺结核（多在肺上部）、支气管扩张症（多在肺

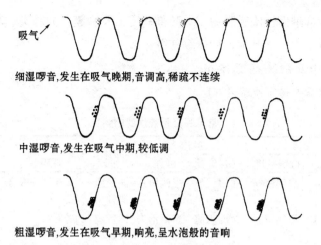

图 4 - 7 三种湿啰音的听诊特点

下部)、肺脓肿、肺癌及肺出血等。

（3）捻发音：又称为捻发性湿啰音或微小湿啰音，是一种极细而均匀的高音调的音响，很像用手在耳边捻搓一束头发所产生的声音，所以称捻发音。一般认为，捻发音是由未展开的或液体稍增多而互相黏合的肺泡在吸气时被气流冲开所产生的细小爆裂音（图 4 - 8）。老年人、深睡或长期卧床者，因呼吸较浅，边缘部位肺泡充气不足而萎陷，深吸气时可在肺底听到捻发音，在数次深呼吸或咳嗽后则可消失，一般无特殊临床意义。持续存在的捻发音为病理性的，见于肺炎早期、肺结核早期、肺淤血、纤维性肺泡炎。

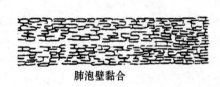
肺泡壁黏合

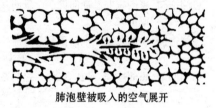
肺泡壁被吸入的空气展开

图 4 - 8 捻发音的产生机制

3. 听觉语音 听觉语音减弱见于过度衰弱、支气管阻塞、肺气肿、胸腔积液、气胸、胸膜增厚或水肿。听觉语音增强见于肺实变、肺空洞及压迫性肺不张。

听觉语音增强、响亮，且字音清楚，称为支气管语音。见于肺组织实变，此时常伴有触觉语颤增强、病理性支气管呼吸音等肺实变的体征，但以支气管语音出现最早。

被检查者用耳语声调发"一、二、三"音，将听诊器放在胸壁上听取，正常能听到肺泡呼吸音的部位只能听到极微弱的声音，此即耳语音。耳语音增强见于肺实变、肺空洞及压迫性肺不张。耳语音增强且字音清晰者，为胸耳语音，是肺实变较广泛的征象。

4. 胸膜摩擦音 是干性胸膜炎的重要体征，出现胸膜摩擦音时肯定有胸膜炎症存在。当胸腔积液较多时，将脏、壁两层胸膜分开后胸膜摩擦音消失，积液吸收后可再出现。

胸膜摩擦音见于：①胸膜炎症：如结核性胸膜炎、化脓性胸膜炎以及其他原因引起的胸膜炎症；②原发性或继发性胸膜肿瘤；③肺部病变累及胸膜：如肺炎、肺梗死等；④胸膜高度干燥：如严重脱水等；⑤其他：如尿毒症等。

（五）常见呼吸系统病变体征

常见呼吸系统病变体征见表4－1。

表4－1　　　　　　　　　　　常见呼吸系统病变的体征

	视诊		触诊		叩诊	听诊		
	胸廓	呼吸动度	气管位置	语颤		呼吸音	啰音	听觉语音
肺实变	对称	患侧减弱	居中	患侧增强	浊音或实音	支气管呼吸音	湿啰音	患侧增强
阻塞性肺不张	患侧凹陷	患侧减弱	拉向患侧	患侧消失	浊音或实音	消失	无	消失或减弱
压迫性肺不张	不定	患侧减弱	不定	患侧增强	浊或浊鼓音	支气管呼吸音	无	患侧增强
肺水肿	对称	减弱	居中	正常或减弱	正常或浊音	减弱	湿啰音	正常或减弱
支气管哮喘	桶状	减弱	居中	减弱	高清音	呼气延长	哮鸣音	减弱
阻塞性肺气肿	桶状	减弱	居中	减弱	高清音	减弱，呼气延长	多无	减弱
肺空洞	正常或局部凹陷	局部减弱	居中或偏向患侧	增强	鼓音、破壶音、空瓮音	支气管呼吸音	湿啰音	增强
气胸	患侧饱满	患侧减弱或消失	推向健侧	患侧减弱或消失	鼓音	减弱或消失	无	减弱
胸腔积液	患侧饱满	患侧减弱	推向健侧	患侧减弱或消失	实音或浊音	减弱或消失	无	减弱或消失
胸膜增厚	患侧凹陷	患侧减弱或消失	拉向患侧	患侧减弱或消失	浊音	减弱或消失	无	减弱或消失

（成都中医药大学　李　艳）

实习五　正常心脏血管检查

【实习学时】

3学时。

【目的要求】

掌握心脏视、触、叩、听诊的检查方法。掌握血管的检查方法。

【实习方法】

由教师做示范性检查，边检查边讲解检查的方法及正常现象。然后每两位学生为一组，相互检查，教师巡回指导，随时纠正学生互相检查中的错误。

【实习内容】

一、视诊

检查者站在患者右侧，视线与胸廓同高。

1. 心前区　心前区相当于心脏在前胸壁上的投影。正常人心前区无隆起或凹陷。

2. 心尖搏动　观察心尖搏动时，应注意其位置、强度、范围、节律及频率。正常人端坐位时心尖搏动位于第 5 肋间隙左锁骨中线内 0.5~1cm 处，搏动范围直径 2.0~2.5cm。受体位、体型和呼吸的影响，心尖搏动可有一定的变异。正常人有少部分看不到心尖搏动。

3. 心前区其他部位搏动　正常青年人可有胸骨左缘第 2 肋间隙轻度收缩期搏动。瘦长体型的正常人可有剑突下搏动，由腹主动脉搏动产生。

二、触诊

（一）方法

心尖搏动的触诊可先以全手掌，然后缩小到用右手小鱼际或示指、中指及环指指腹并拢同时触诊。震颤和心包摩擦感的触诊多数用小鱼际。触诊压力应适中。

（二）内容

1. 心尖搏动　触诊与视诊互补，以确定心尖搏动的准确位置、强度和有无抬举性，并有助于确定第一心音，从而判断心音、震颤及杂音出现的时期。

2. 其他心前区搏动　对于消瘦而有剑突下搏动者，通过示指触诊可鉴别是心脏搏动还是腹主动脉搏动：如指尖顶端感到搏动则为心脏搏动，指腹感到搏动则为腹主动脉搏动。

三、叩诊

（一）方法

以左手中指作为叩诊板指，板指放在肋间隙并与肋间平行（平卧位）或垂直（坐位），板指应紧贴胸壁（其余手指则离开胸壁）；以右手中指末节指端为叩诊指，叩击板指第二指节前端，以叩打的正下方定浊音界（图 5-1）。用力要均匀，并应使用轻叩法。

通常先叩左界、后叩右界，从外向内，自下而上。叩诊心脏左界时，自心尖搏动所在的肋间隙开始，从心尖搏动外 2~3cm 处由外向内进行叩诊；如心尖搏动不明显，则自第 6 肋间隙左锁骨中线外的清音区开始，逐个肋间向上，直至第 2 肋间。叩诊心脏右界时，自肝浊音界的上一肋间隙开始，由外向内轻叩，直到由清音转为浊音或达到胸骨右缘为止，如此逐

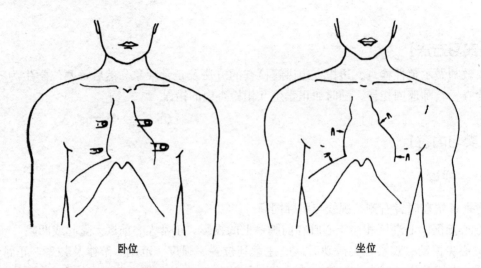

卧位　　　　　　　　　　　　　坐位

图5-1　叩诊心脏浊音界时板指的位置

一按肋间隙叩诊至第2肋间隙。

（二）心脏相对浊音界

当叩诊音由清音变为浊音时，表示已达被肺遮盖的心脏边缘，即为心脏相对浊音界（图5-2）。对各肋间叩得的浊音界逐一作出标记，并测量其与前正中线间的垂直距离。

正常成人心脏左、右相对浊音界与前正中线的距离见表5-1。

表5-1	正常心脏相对浊音界	
右（cm）	肋间隙	左（cm）
2～3	Ⅱ	2～3
2～3	Ⅲ	3.5～4.5
3～4	Ⅳ	5～6
	Ⅴ	7～9

注：正常成人左锁骨中线至前正中线的距离为8～10cm。

（三）心脏绝对浊音界

当叩诊音由浊音变为实音时，表示已达未被肺遮盖的心脏的边界，称心脏绝对浊音界（图5-2）。心脏绝对浊音界内，主要是右心室（图5-3）。

心脏的位置可因体位、体型、呼吸而变化。

四、听诊

听诊心脏时环境应安静，应备有钟型体件及膜型体件听诊器，听诊器与胸壁间不能隔有衣物。检查者注意力要高度集中，听诊过程应认真仔细、规范而有序。

（一）体位

被检查者一般取坐位或仰卧位，必要时可变换体位以利听诊，如左侧卧位。有时可嘱被

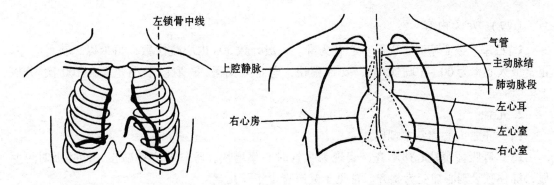

图 5-2 心脏的相对浊音界和绝对浊音界　　图 5-3 心脏各部在胸壁上的投影

检查者进行适量运动后再听诊；有时嘱其于深呼气末屏住呼吸再听诊。

（二）心脏瓣膜听诊区

1. 二尖瓣听诊区 在心尖部（常位于第5肋间隙左锁骨中线内侧）。心脏增大时，可选心尖搏动最强点为二尖瓣听诊区（图5-4）。

2. 主动脉瓣听诊区 胸骨右缘第2肋间。

3. 主动脉瓣第二听诊区 胸骨左缘第3、4肋间。

4. 肺动脉瓣听诊区 胸骨左缘第2肋间。

5. 三尖瓣听诊区 胸骨下端近剑突处，稍偏右或偏左。

6. 其他 必要时还应选取左腋下、右锁骨下、颈部或背部等进行听诊。

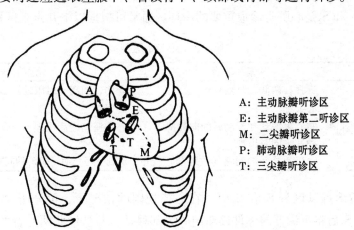

A：主动脉瓣听诊区
E：主动脉瓣第二听诊区
M：二尖瓣听诊区
P：肺动脉瓣听诊区
T：三尖瓣听诊区

图 5-4 心脏瓣膜的体表投影和听诊区

（三）听诊方法

各个不同瓣膜所产生的心音或杂音，分别在相应的听诊区听得最清楚。听诊的顺序并无严格规定，一般按二尖瓣听诊区、肺动脉瓣听诊区、主动脉瓣听诊区、主动脉瓣第二听诊区、三尖瓣听诊区顺序进行。在心血管疾病患者，除上述听诊顺序之外，还应在心前区其他部位进行听诊。

（四）听诊内容

1. 心率 数心率时，以第一心音为准。一般计数30s内心跳次数，再乘以2获得心率。正常成人心率为60~100次/分，女性稍快，老年人偏慢，3岁以下小儿常在100次/分以上。

2. 心律

（1）正常人心律基本规则。

（2）呼吸性窦性心律不齐：表现为吸气时心率增快，呼气时心率减慢，深呼吸时更明显，屏住呼吸则心律变为整齐。常见于健康青少年及儿童。

3. 正常心音 第一心音（S_1）在心前区各部都可以听到，但以心尖部最强且清晰。S_1的听诊特点是：音调低（频率55~58Hz），强度较响，持续时间较长（0.1s）。它的出现标志着心室收缩的开始。

第二心音（S_2）的音调较S_1高而清脆（频率62Hz），强度较弱，占时较短（约0.08s）。S_2在心前区均可听到，但以心底部最强。正常青少年$P_2 > A_2$，中年人$P_2 = A_2$，老年人则$P_2 < A_2$。S_2的出现标志着心室舒张的开始。

第三心音（S_3）频率低，强度弱，占时短（0.05s）。通常用钟型体件轻放在心尖部或其内上方听取较好。左侧卧位、深呼气末、运动后心跳减慢时、抬高下肢及增加腹压等情况下，均可使S_3增强。正常情况下只在儿童及青少年中可听到。

第四心音（S_4）出现于S_1前0.1s，正常时此音很弱，一般不能听到。

正确区别S_1和S_2是心脏听诊最重要的一环。通常可根据以下几点来区别，见表5-2。

表5-2 第一、二心音的区别

区别点	第一心音	第二心音
声音特点	音强，调低，时限较长	音弱，调高，时限较短
最强部位	心尖部	心底部
与心尖搏动及颈动脉搏动的关系	与心尖搏动和颈动脉的向外搏动几乎同时出现	心尖搏动之后出现
与心动周期的关系	S_1与S_2之间的间隔（收缩期）较短	S_2到下一心动周期S_1的间隔（舒张期）较长

当心尖部听诊难以区分S_1和S_2时，在心律规则的情况下，可先听诊心底部（较易区分），确定S_1、S_2后将听诊器的体件逐渐向心尖部移动，并默诵此两心音的韵律，据此可判别心尖部两心音何为S_1，何为S_2。

4. 生理性心音分裂 深吸气末出现S_2分裂，呼气时（特别是坐位或立位时）分裂可消失，常见于健康青少年。

5. 生理性杂音

（1）二尖瓣区功能性收缩期杂音：部分健康人运动后出现，休息后可以减弱或消失。

（2）肺动脉瓣区功能性杂音：呈柔和、吹风样，强度在2/6级以下，时限较短。非常多见，尤其在儿童与青年中。

五、血管检查

1. 手背浅静脉充盈度　取坐位或卧位，令其将一手置于右心房同一水平（坐位平第4肋软骨，卧位平腋中线），可见手背静脉充盈。然后令其以肩关节为轴心将手逐渐上举至一定高度时，即可见手背静脉充盈逐渐消失。此时，该手上举的垂直距离即大约为静脉压的高度。

2. 动脉音　在颈动脉及锁骨下动脉上可听到相当于 S_1 与 S_2 的两个声音，称为正常动脉音。

实习六　心脏血管病理体征检查

【实习学时】
3 学时。

【目的要求】
掌握心脏血管病理体征的检查方法及其临床意义。

【实习方法】
教师应先找好典型的病理体征。教师带领学生到病床旁，先由教师示教、学生观察及体会，然后由学生说明典型病例特征，结合患者具体情况讨论各种病理体征的发生机制、特点及临床意义，教师加以补充或纠正并讲解其临床意义。实习结束后写出符合病历要求的体检报告，交指导教师批改，并在下一次实习时分析其中具有普遍性的问题。

【实习内容】

一、视诊

1. 心前区隆起及饱满　心前区隆起指胸骨下段与胸骨左缘第 2～6 肋软骨及肋间隙局部隆起。主要见于以下疾病：①在儿童时期患先天性心脏病且心脏显著增大；②慢性风湿性心脏病伴右心室增大者；③伴大量渗液的儿童期心包炎。

心前区饱满可见于成人有大量心包积液时。

2. 心尖搏动异常

（1）心尖搏动移位：①心脏病变：向左下移位见于左心室增大；向左移位见于右心室增大。②胸部病变：向健侧移位见于大量胸腔积液或气胸；向患侧移位见于阻塞性肺不张、粘连性胸膜炎。③腹部病变：心尖搏动向上移位见于大量腹水或其他原因所致的腹内压增高。④胸椎或胸廓畸形亦可影响心尖搏动的位置。

（2）心尖搏动强弱、性质及范围的改变：①心尖搏动增强，范围扩大：见于左心室肥大。②抬举性心尖搏动：心尖搏动强而有力，用手指触诊时，可有指端抬起片刻之感，为左心室明显肥大的可靠体征。③心尖搏动较弱而弥散：见于心肌炎、心肌病。④心尖搏动减弱或消失：见于心包积液、左侧胸腔积液、肺气肿等。⑤负性心尖搏动：心脏收缩时心尖搏动向内凹陷。见于缩窄性心包炎与周围组织广泛粘连、显著右心室肥大。

3. 心前区其他部位的搏动　①胸骨左缘第2肋间隙明显收缩期搏动见于肺动脉高压；②胸骨左缘第2、3肋间隙明显收缩期搏动见于肺动脉高压伴肺动脉扩张；③胸骨左缘第3、4肋间收缩期搏动见于右心室肥大；④胸骨右缘第2肋间隙收缩期搏动见于主动脉弓动脉瘤或升主动脉瘤；⑤胸骨上凹处搏动见于主动脉弓动脉瘤。

二、触诊

1. 心前区搏动异常　可进一步证实视诊所见到的心尖搏动及其他部位的搏动，也可触及看不见的搏动。如肺气肿或肺源性心脏病患者因心脏呈垂位，在剑突下可触及右心室搏动。

2. 震颤　震颤是一种微细的震动感，感觉类似"猫喘"，是器质性心血管疾病的特征性体征之一。震颤和心包摩擦感的触诊多数用小鱼际，但压迫胸壁的力量不宜过大。震颤的触诊位置有以下几处：胸骨右缘第2肋间，胸骨左缘第2肋间，胸骨左缘第3、4肋间，胸骨左缘第2肋间及其附近和心尖部。

临床上，触诊有震颤的部位往往能听到杂音，但听到杂音时不一定能触及震颤。如能触及震颤则可以肯定心脏有器质性病变，多见于先天性心脏病及心脏瓣膜狭窄，瓣膜关闭不全时则少见。根据震颤出现的时期，可分为收缩期、舒张期及连续性震颤三种（表6-1）。

表6-1　　　　　　　　　　心脏常见震颤的临床意义

时期	部位	临床意义
收缩期	胸骨右缘第2肋间	主动脉瓣狭窄
	胸骨左缘第2肋间	肺动脉瓣狭窄
	胸骨左缘第3、4肋间	室间隔缺损
	心尖部	重度二尖瓣关闭不全
舒张期	心尖部	二尖瓣狭窄
连续性	胸骨左缘第2肋间及其附近	动脉导管未闭

3. 心包摩擦感　将手掌小鱼际置于患者心前区，心包腔内有一定渗出液时可触及心包摩擦感，通常在胸骨左缘第4肋间最易触及，心脏收缩期和舒张期均可触及，但以收缩期明显，坐位稍前倾或深呼气末更易触及。如心包腔内有较多渗出液时，则心包摩擦感消失。触及心包摩擦感的部位，均能听到心包摩擦音。

三、叩诊

(一) 心脏本身病变

1. 主动脉型心脏 又称靴形心。由左心室增大所致，心脏浊音界向左下扩大，心腰部相对内陷。常见于主动脉瓣病变、主动脉瓣关闭不全及高血压性心脏病（图 6 - 1）。

2. 右心室肥大 心脏绝对浊音界扩大提示轻度右心室增大；心脏相对浊音界同时向左、右两侧扩大，但向左（而不是向左下）增大较为显著提示右心室增大。右心室增大常见于慢性肺心病或单纯二尖瓣狭窄。

3. 二尖瓣型心脏 又称梨形心。由左心房增大或合并肺动脉段扩大所致，此时心腰部饱满或膨出，心尖稍向左增大。常见于风湿性心脏病二尖瓣狭窄（图 6 - 2）。

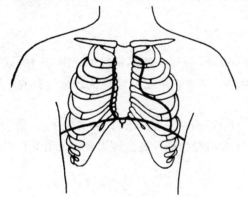

图 6 - 1 主动脉瓣关闭不全的靴形心   图 6 - 2 二尖瓣狭窄的梨形心

4. 第 1、2 肋间隙的浊音区增宽 常伴收缩期搏动，见于升主动脉瘤或主动脉扩张。

5. 心界向两侧扩大 且左界向左下增大。见于全心衰、全心扩大。

6. 心包积液 心浊音界向两侧扩大，且随体位改变而改变，坐位时心脏浊音界呈三角烧瓶形，卧位时心底部浊音界增宽，是心包积液的特征性体征（图 6 - 3）。

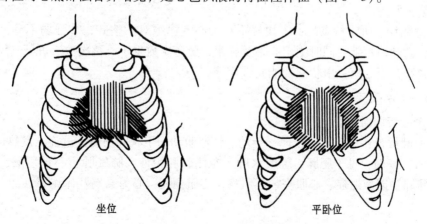

坐位   平卧位

图 6 - 3 心包积液的心脏浊音界

（二）心外脏器病变

1. 心浊音界向健侧移位，患侧心脏浊音界则可叩不清，见于大量胸腔积液或积气。

2. 心界移向患侧，见于胸膜增厚粘连和阻塞性肺不张。

3. 心脏浊音界变小或叩不清，见于慢性阻塞性肺气肿。

4. 心脏浊音区无法叩出，常见于肺实变、肺肿瘤或纵隔淋巴结肿大与心脏浊音界紧密相连在一起时。

5. 心脏浊音界向上、向左扩大，见于膈肌上抬心脏呈横位时，如腹腔大量积液或巨大肿瘤、妊娠后期。

脊柱或胸廓畸形等心脏浊音区亦可发生相应变化。

四、听诊

（一）心率改变

1. 窦性心动过速　成人窦性心律的频率超过 100 次/分（一般不超过 160 次/分），或婴幼儿超过 150 次/分，称为窦性心动过速。见于发热、贫血、甲状腺功能亢进症、休克、心肌炎、心衰和使用肾上腺素、阿托品等。

2. 窦性心动过缓　成人窦性心律的频率低于 60 次/分（一般不低于 40 次/分）。见于颅内高压、阻塞性黄疸、甲状腺功能减退症、病态窦房结综合征、高血钾以及强心苷、β 受体阻滞剂过量等。

（二）节律异常

1. 过早搏动　听诊特点是：①在原有心律的基础上，突然提前出现一次心脏搏动；②过早搏动的第一心音明显增强，第二心音减弱或消失；③过早搏动之后出现一个较长的间歇，称为代偿间隙。

在一段时间内，如果过早搏动每隔一次正常心搏后出现，称为二联律。在一段时间内，若每隔两次正常心脏搏动后出现一次过早搏动，或者每次正常心脏搏动后连续出现两次过早搏动，则为三联律。

2. 心房颤动　听诊特点是：①快慢不一：心室律绝对不整齐；②强弱不等：第一心音强弱不等；③脉搏短绌：同时测定心率及脉率，脉搏次数少于心跳次数。可见于风湿性心脏病二尖瓣狭窄、冠心病、甲状腺功能亢进症等。

（三）心音改变

1. 两个心音同时改变（图 6 - 4）

（1）同时增强：见于胸壁较薄、劳动、情绪激动、甲状腺功能亢进症、发热、贫血等。

（2）同时减弱：见于肥胖、胸壁水肿、左侧胸腔积液、肺气肿、心包积液、缩窄性心包炎、甲状腺功能减退症、心肌炎、心肌病、心肌梗死、心力衰竭及休克等。

2. 第一心音（S_1）改变（图 6 - 4）

（1）S_1 强度改变

1）S_1 增强："拍击性第一心音"为在心尖部听到高调而清脆的 S_1，见于风湿性二尖瓣狭窄。"大炮音"为在非常缓慢而匀齐的心脏节律中，偶尔在心尖区听到的极响亮的 S_1，常见于完全性房室传导阻滞。发热、甲状腺功能亢进症及心室肥大、心动过速和心肌收缩力增强等，也可导致 S_1 增强。

2）S_1 减弱：左心室舒张期过度充盈，如二尖瓣关闭不全、P - R 间期延长、主动脉关闭不全等。心室内残留血量增多，如主动脉瓣狭窄等。心肌收缩力减弱，如心肌炎、心肌病、心肌梗死、心力衰竭。

3）S_1 强弱不等：见于心房颤动、Ⅱ度房室传导阻滞和早搏时（过早搏动的 S_1 明显增强），表现为当两次心搏相距近时 S_1 增强，相距远时 S_1 则减弱。完全性房室传导阻滞时，因为房室分离，心室内的充盈量变化不定，故 S_1 的强度也经常变化。

（2）S_1 性质改变：①钟摆律：听诊 S_1、S_2 酷似钟摆的"滴答"声。②胎心律：钟摆律时心率超过 120 次/分时，酷似胎儿心音。见于大面积急性心肌梗死和重症心肌炎等，提示病情严重。

（3）S_1 分裂：听诊时出现 S_1 分裂成两个声音。见于：①右心衰、先天性三尖瓣下移畸形（爱勃斯坦综合征）等；②二尖瓣狭窄或左房黏液瘤时，二尖瓣关闭明显延迟（图 6 - 5）。

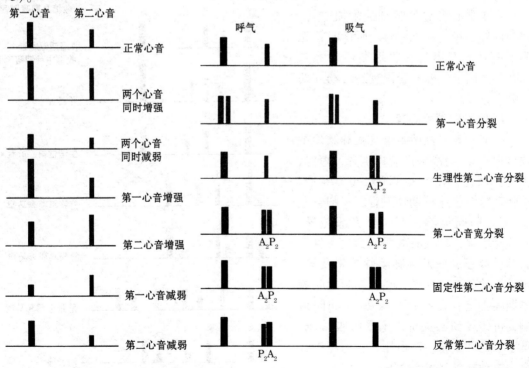

图 6 - 4　S_1、S_2 强度变化听诊图解　　　　图 6 - 5　心音分裂听诊图解

3. 第二心音（S$_2$）改变（图 6-4）   通常 A$_2$（主动脉瓣关闭的声音）在主动脉瓣区听诊最清楚，P$_2$（肺动脉瓣关闭的声音）则在肺动脉瓣区听得最清楚。

（1）S$_2$增强：①A$_2$增强：可向心尖区或肺动脉瓣区传导，由体循环阻力增高、血流量增多引起，见于高血压病、主动脉粥样硬化等疾病，A$_2$可呈金属调。②P$_2$增强：可向主动脉瓣区或胸骨左缘第 3 肋间隙传导，但不向心尖区传导，由肺循环阻力增高、肺血流量增加引起，见于原发性肺动脉高压症、二尖瓣狭窄、左心功能不全、室间隔缺损、动脉导管未闭、慢性肺源性心脏病等。

（2）S$_2$减弱：①A$_2$减弱：由体循环压力降低或血流量减少引起，见于低血压、主动脉瓣狭窄或关闭不全等。②P$_2$减弱：由肺动脉压降低引起，见于肺动脉瓣狭窄或关闭不全。

（3）S$_2$分裂（图 6-5）：①S$_2$宽分裂：S$_2$分裂于吸气时更明显，临床上最常见。由右室排血时间延长，肺动脉瓣关闭明显延迟引起，见于完全性右束支传导阻滞、肺动脉瓣狭窄、二尖瓣狭窄等。也可因左心室射血时间缩短，主动脉关闭时间提前引起，见于二尖瓣关闭不全、室间隔缺损等。②S$_2$固定分裂：S$_2$明显分裂且不受呼吸时相的影响，见于房间隔缺损。③反常 S$_2$分裂（逆分裂）：S$_2$明显分裂发生于呼气时，吸气时反而消失，见于主动脉瓣狭窄、左束支传导阻滞或左心功能不全时。

（四）额外心音

在正常心音之外听到的附加心音，称为额外心音（图 6-6）。听诊时首先确定额外心音出现在收缩期还是舒张期，其次确定额外心音出现在心动周期的哪个时段。

1. 收缩期额外心音

（1）收缩早期喷射音（或称收缩早期喀喇音）：为高频爆裂样声音，短促、尖锐而清脆，在 S$_1$ 后 0.05～0.07s 处。①肺动脉瓣收缩早期喷射音：在胸骨左缘 2、3 肋间最响，不向心尖部传导，呼气时增强，吸气时减弱或消失。见于肺动脉高压、原发性肺动脉扩张及轻、中度肺动脉瓣口狭窄。②主动脉瓣收缩早期喷射音：在胸骨右缘 2、3 肋间最响，可传导到心尖部，不受呼吸影响。见于主动脉扩张、高血压、主动脉瓣狭窄、主动脉瓣关闭不全等。

（2）收缩中、晚期喀喇音（又称腱

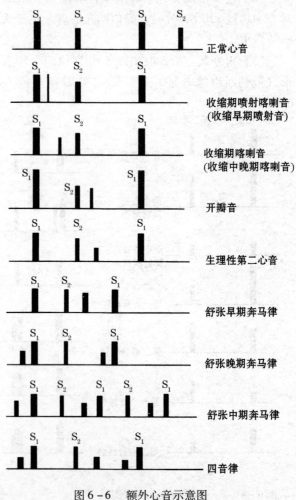

正常心音

收缩期喷射喀喇音
（收缩早期喷射音）

收缩期喀喇音
（收缩中晚期喀喇音）

开瓣音

生理性第二心音

舒张早期奔马律

舒张晚期奔马律

舒张中期奔马律

四音律

图 6-6   额外心音示意图

索拍击音）：为高频、短促、清脆的爆裂样声音，如关门落锁的"Ka-Ta"样声音，常随呼吸与体位的改变而变化，多在心尖部、胸骨下段附近和心前区听到。多见于二尖瓣脱垂，少数见于心脏外组织受心脏搏动的影响而产生喀喇音。二尖瓣脱垂综合征：收缩中、晚期喀喇音伴有收缩晚期杂音者，见于二尖瓣脱垂、乳头肌功能不全、肥厚型心肌病等。

2. 舒张期额外心音

（1）奔马律：在S_2后出现的响亮额外音，当心率快时与原有的S_1、S_2组成类似马奔跑时的蹄声。

1）舒张早期奔马律：出现在舒张期的前1/3与中1/3之间，与S_3出现的时间相同，当与生理性S_3鉴别（见表6-2）。

表6-2　　几种主要额外心音及第三心音比较

	第三心音	舒张早期奔马律	二尖瓣开放拍击音	心包叩击音
最响部位	心尖部或其内上方	心尖部或其内上方	心尖部和胸骨左缘第3、4肋间或两者之间	心尖部和胸骨下端左缘处
最响体位	左侧卧位	平卧或左侧卧位	平卧位或坐位	体位无影响
出现时间	第二心音后0.12~0.18s	第二心音后约0.15s	第二心音后约0.07s	第二心音后约0.1s
声音性质	低调，音弱，占时约0.05s	低调，音较响，心率快	高调，清脆，拍击样	中调，有时尖锐响亮
呼吸的影响	呼气末最响	呼气末最响	呼气时增强	呼气末，压迫肝脏后更响
产生机制	心室快速充盈期，心房内血液迅速进入心室，引起心室壁的振动	心室快速充盈期，心房内血液迅速进入扩大的张力很差的心室，引起心室壁的振动	病变的二尖瓣突然开放受阻或突然短暂的关闭而产生的振动	心室快速充盈期，心室舒张被迫骤然停止所引起的心室壁振动
临床意义	儿童及30岁以下的青年人	严重心肌损害、心力衰竭、大量左至右分流及高心排血量情况	器质性二尖瓣狭窄且瓣叶活动度尚好	缩窄性心包炎，也可见于心包积液

左室舒张早期奔马律在心尖部或其内上方听到，呼气末最响。它的出现提示左室心肌功能严重障碍，见于心肌梗死、心肌炎、冠心病等所致的左心衰，以及二尖瓣关闭不全、主动脉瓣关闭不全，或甲亢、贫血、妊娠等血流量增多、血流加速的情况。

右室舒张早期奔马律较少见，在胸骨左缘3、4肋间或胸骨下端左侧听到，吸气末最响。见于右室扩张及右心衰竭，如肺动脉高压、肺动脉瓣狭窄或肺源性心脏病。

2）舒张晚期奔马律：由心房收缩的声音与S_1、S_2所组成，实为加强的S_4。心房增大时易于发生，常与心室舒张功能障碍有关。由左心病变引起者，患者左侧卧位心尖部最易听到，呼气末明显，见于高血压性心脏病、肥厚型心肌病、主动脉瓣狭窄、心肌梗死、心肌炎等。由右心病变引起的舒张晚期奔马律则在胸骨左下缘处最清楚，常见于肺动脉瓣狭窄、肺动脉高压、肺心病及高心排血量状态。

3）重叠型奔马律：由舒张早期奔马律与舒张晚期奔马律在心率相当快时相互重叠所

致。P－R间期延长使加强的S_4在舒张中期出现，重叠型奔马律更易发生。见于心衰伴心动过速、风湿热P－R间期延长及心动过速者，偶可见于正常人心动过速时。

火车头奔马律：如舒张早期奔马律与舒张晚期奔马律同时存在而不重叠，则听诊为4个心音，称为舒张期四音律。心率较快（100～110次/分）时可以听到。见于心肌病或心力衰竭、先天性心脏病 Ebstein 综合征等。

（2）开瓣音（二尖瓣开放拍击音）：出现在S_2之后约0.07s，听诊特点为音调高、历时短促而响亮、清脆，呈拍击样，一般在心尖部和胸骨左缘3、4肋间隙或两者之间较易听到，可传导至心底部，呼气时较响。见于二尖瓣狭窄时，它的出现表示狭窄的二尖瓣尚具有一定弹性，可作为二尖瓣分离术适应证的参考条件之一。

（3）心包叩击音：在S_2后约0.1s，中等频率，响度变化大，有时尖锐响亮，在整个心前区都可听到，但以心尖部和胸骨下端左缘处更清楚。见于缩窄性心包炎。

（五）心脏杂音

心脏杂音是心音以外持续时间较长的音响。它可与心音分开、相连接或完全掩盖心音。分析杂音的要点是注意部位、时间、性质、传导方向、强度以及杂音与体位、呼吸、运动和某些药物的关系。

1. 收缩期杂音强度分级（Levine 分级）

1级——杂音很弱，所占时间很短，须仔细听诊才能听到。

2级——较易听到的弱杂音，初听时即被发觉。

3级——中等响亮的杂音，不太注意听时也可听到。

4级——较响亮的杂音，常伴有震颤。

5级——很响亮的杂音，震耳，但听诊器如离开胸壁则听不到，均伴有震颤。

6级——极响亮，听诊器稍离胸壁时亦可听到，有强烈的震颤。

2. 功能性与器质性收缩期杂音的鉴别

功能性与器质性收缩期杂音的鉴别见表6－3。

表6－3　　　　　　器质性与功能性收缩期杂音的鉴别

	器质性	功能性
部位	任何瓣膜听诊区	肺动脉瓣区和（或）心尖部
持续时间	长，常占全收缩期，可遮盖S_1	短，不遮盖S_1
性质	吹风样，粗糙	吹风样，柔和
传导	较广而远	比较局限
强度	常在3/6级或以上	一般在2/6级或以下
心脏大小	有心房和（或）心室增大	正常

3. 各瓣膜区杂音

（1）二尖瓣区杂音（图6－7）

1）收缩期杂音：可由器质性或相对性二尖瓣关闭不全引起，亦可能是功能性的，以功能性者多见。

器质性：杂音为吹风样，较粗糙，响亮，高调，多在 3/6 级或以上，呈递减型，往往占全收缩期，可掩盖 S_1，向左腋下传导，吸气时减弱，呼气时增强，左侧卧位时更清楚。见于风湿性或退行性心瓣膜病、二尖瓣脱垂综合征、冠心病乳头肌功能不全等。

　　相对性：杂音为 3/6 级以下柔和的吹风样收缩期杂音，传导不明显。见于左心室扩张引起的二尖瓣相对关闭不全。

　　功能性：一般为 2/6 级或以下柔和的吹风样收缩期杂音，较局限，不传导，病因去除后杂音消失。见于运动、发热、贫血、妊娠、甲状腺功能亢进症等。

　　2）舒张期杂音（图 6-7）

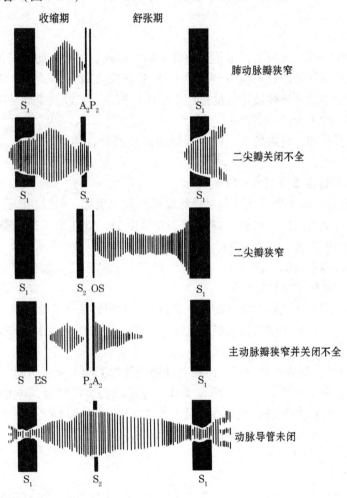

图 6-7　常见瓣膜病杂音示意图

　　器质性：为心尖部隆隆样舒张中晚期杂音，呈递增型，音调较低而局限，左侧卧位呼气末时较清楚，常伴有 S_1 亢进、二尖瓣开放拍击音及舒张期震颤，P_2 亢进及分裂。主要见于风湿性二尖瓣狭窄，偶可为先天性。

　　相对性：奥-弗杂音为主动脉瓣关闭不全所致二尖瓣开放不良时出现的相对性狭窄的舒

张期杂音，多为柔和的舒张中期杂音，不伴有 S_1 亢进、P_2 亢进、开瓣音或舒张期震颤。此外，也见于其他原因所致的左心室扩大、二尖瓣口流量增加等情况；少数瓣膜退变纤维化、钙化的患者，因瓣叶僵硬，偶可致二尖瓣开放不良，产生心尖区舒张期杂音。

（2）主动脉瓣区杂音（图 6-7）

1）收缩期杂音：为器质性或相对性主动脉瓣狭窄所致。

器质性：杂音为喷射性，响亮而粗糙，呈递增-递减型，沿大血管向右侧颈部传导，常伴有收缩期震颤，可有收缩早期喷射音，伴 A_2 减弱。多见于各种病因的主动脉瓣狭窄。

相对性：杂音柔和或粗糙，常有 A_2 增强。见于主动脉粥样硬化、高血压性心脏病等引起的主动脉扩张。

2）舒张期杂音

器质性：为叹气样、递减型，可传至胸骨下端左侧或心尖部，前倾坐位、主动脉瓣第二听诊区、深呼气末屏住呼吸时最易听到，伴有 A_2 减弱及周围血管征。常见于风湿性主动脉瓣关闭不全，以及主动脉粥样硬化、退行性瓣膜病、梅毒、二叶式主动脉瓣、马方综合征等所致的主动脉瓣关闭不全。

相对性：杂音柔和，时限较短，以主动脉瓣区最清楚，伴 A_2 亢进。常见于高血压、升主动脉或左心室扩张。

（3）肺动脉瓣区杂音（图 6-7）

1）收缩期杂音：可由器质性或相对性肺动脉瓣狭窄引起，但以功能性杂音多见。

器质性：杂音呈喷射性，粗糙，强度在 3/6 级以上，呈递增-递减型，常伴收缩期震颤，可有收缩早期喷射音，且 P_2 减弱。见于肺动脉瓣狭窄，多为先天性。

相对性：杂音时限较短，较柔和，伴 P_2 增强亢进。见于二尖瓣狭窄、房间隔缺损、肺动脉扩张引起的相对性肺动脉瓣狭窄。

功能性：呈柔和、吹风样，强度在 2/6 级以下，时限较短。非常多见，尤其在儿童与青年中。在部分发热、贫血、甲状腺功能亢进症患者中，亦可听到柔和而较弱的收缩期杂音，卧位吸气时明显，坐位时减弱或消失。

2）舒张期杂音：器质性极少，多由相对性肺动脉瓣关闭不全所引起。

格-斯杂音：杂音频率高，叹气样，柔和，呈递减型，卧位吸气末增强，紧接 S_2 肺动脉瓣成分后出现，常伴 P_2 亢进，最易在胸骨左缘 2、3 肋间隙听到，可传至胸骨左缘第 4 肋间隙。常见于二尖瓣狭窄、肺心病等伴明显肺动脉高压时。

（4）三尖瓣区杂音（图 6-7）

1）收缩期杂音

相对性：为吹风样全收缩期杂音，多呈递减型，吸气时增强，右室明显扩大时杂音可传至左锁骨中线，但不向左腋下传导。见于右心室扩大导致的相对性三尖瓣关闭不全。

器质性：听诊特点同相对性杂音，可伴颈静脉搏动及肝脏收缩期搏动。极少见。

2）舒张期杂音：极罕见。局限于胸骨左缘第 4、5 肋间隙，低调，隆隆样。见于三尖瓣狭窄。

（5）心前区其他部位的杂音

1）胸骨左缘第3、4肋间：响亮而粗糙的收缩期杂音，可见于：①室间隔缺损，常伴有收缩期震颤，可在心前区广泛传导；②梗阻性肥厚型心肌病。

2）在胸骨左缘第2肋间隙及其附近：粗糙的类似机器转动的连续性杂音，向左锁骨下与左颈部传导，常见于心动脉导管未闭，或动 - 静脉瘘、主 - 肺动脉间隔缺损等（后者位置偏内而低）。此外，冠状动 - 静脉瘘、冠状动脉瘤破裂也可出现连续性杂音（图6 - 7）。

（六）心包摩擦音

1. 听诊部位 在胸骨左缘3、4肋间处听诊。

2. 特点 一般音质粗糙，高音调，与心搏一致；似用指腹摩擦耳郭声，近在耳边；呈来回性，收缩期及舒张期均可听到，以收缩期较明显，且与呼吸无关；将听诊器体件向胸部加压时，可使心包摩擦音增强；坐位稍前倾、深呼气后屏住呼吸时易于听到。

3. 临床意义 见于各种原因引起的心包炎。心包积液渗出较多时，由于两层心包被积液隔开，心包摩擦音即可消失。

4. 与胸膜摩擦音的区别 主要为屏住呼吸时胸膜摩擦音消失，但心包摩擦音则不消失，仍随心脏搏动而出现。

五、血管病理体征

1. 肝 - 颈静脉反流征 令患者半卧位，观察平静呼吸时的颈静脉充盈度，然后手掌以固定的压力按压患者腹部脐周部位，如见患者颈静脉充盈度增加，称为肝 - 颈静脉反流征阳性。肝 - 颈静脉反流征阳性提示肝脏淤血，是右心功能不全的重要征象之一，亦可见于渗出性或缩窄性心包炎。

2. 毛细血管搏动征 用手指轻压患者指甲床末端，或以干净玻片轻压患者口唇黏膜，如见到红白交替的、与患者心搏一致的节律性微血管搏动现象，称为毛细血管搏动征阳性（图6 - 8）。见于脉压增大的疾病，如主动脉瓣关闭不全、重症贫血、甲亢等。

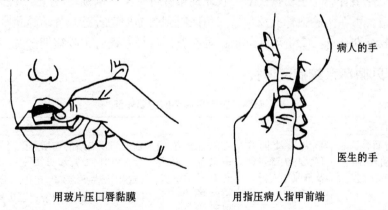

用玻片压口唇黏膜　　　　用指压病人指甲前端

图6 - 8　毛细血管搏动征检查法

3. 脉搏波形改变

（1）水冲脉：脉搏骤起骤降，急促而有力。检查时，检查者用手紧握患者手腕掌面，使自己掌指关节的掌面部位紧贴患者桡动脉，将患者的上肢高举过头，则水冲脉更易触知。常见于主动脉瓣关闭不全、发热、甲状腺功能亢进、严重贫血、动脉导管未闭等。

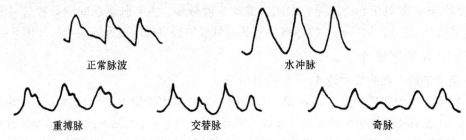

正常脉波　　　　　　水冲脉

重搏脉　　　　　　交替脉　　　　　　奇脉

图 6 - 9　　常见脉搏波形图

（2）交替脉：为一种节律正常而强弱交替的脉搏。它的出现表示心肌受损，为左室衰竭的重要体征。

（3）重搏脉：在正常脉搏后均有一次较微弱的重搏脉搏可触及。可见于伤寒或其他可引起周围血管松弛、周围阻力降低的疾病。

（4）奇脉：指吸气时脉搏明显减弱或消失的现象，又称为吸停脉。是心包填塞的重要体征之一，亦可见于喉部狭窄和重度支气管哮喘等情况。

4. 血管听诊

（1）股动脉（肱动脉）枪击音和杜氏双重杂音：将听诊器体件放在股动脉或肱动脉处，可听到"嗒——、嗒——"音，为枪击音。如再稍加压力，则可听到收缩期与舒张期双重杂音，为杜氏双重杂音。见于主动脉瓣关闭不全时，有时也见于甲亢、高热、贫血的患者。

（2）其他血管杂音：①甲亢：在甲状腺上听到的病理性动脉杂音，常为连续性，但收缩期较强。②主动脉瘤：在主动脉瘤相应部位可听到收缩期杂音。③动 - 静脉瘘：在病变部位可听到连续性杂音。④主动脉狭窄：收缩期杂音可传至右侧颈动脉处。⑤多发性大动脉炎上肢无脉症型：可在两侧锁骨上及颈后三角区听到收缩期杂音。⑥肾动脉狭窄：可在腰背部及腹部听到收缩期杂音。⑦主动脉缩窄：可在背部脊柱左侧听到收缩期杂音。

六、常见循环系统病变体征

表 6 - 4　　　　　　　　　　　循环系统常见病变的主要体征

病变	视诊	触诊	叩诊	听诊
二尖瓣狭窄	二尖瓣面容，心尖搏动略向左移，中心性发绀	心尖搏动向左移，心尖部可触及舒张期震颤	心浊音界早期稍向左，以后向右扩大，心腰部膨出，呈梨形	心尖部较局限的递增型隆隆样舒张中晚期杂音，可伴二尖瓣开瓣音，心尖部 S_1 亢进（或拍击性 S_1）；P_2 亢进、分裂，肺动脉瓣区 Graham Steell 杂音；三尖瓣区收缩期杂音

（续表）

病变		视诊	触诊	叩诊	听诊
二尖瓣关闭不全		心尖搏动向左下移位	心尖搏动向左下移位，常呈抬举性	心浊音界向左下扩大，后期亦可向右扩大	心尖部有 3/6 级或以上较粗糙的吹风样全收缩期杂音，常向左腋下及左肩胛下角传导，并可掩盖 S_1，心尖部 S_1 减弱，心尖部可有 S_3；P_2 亢进、分裂
主动脉瓣狭窄		心尖搏动向左下移位	心尖搏动向左下移位，呈抬举性，主动脉瓣区收缩期震颤	心浊音界向左下扩大	主动脉瓣区可听到高调、粗糙的递增递减型收缩期杂音，向颈部传导，可有收缩早期喷射音，或 S_2 逆分裂，A_2 减弱或消失；心尖部 S_1 减弱
主动脉瓣关闭不全		颜面较苍白，颈动脉搏动明显，心尖搏动向左下移位且范围较广，可见点头运动及毛细血管搏动	心尖搏动向左下移位并呈抬举性，有水冲脉	心浊音界向左下扩大，心腰明显，呈靴形	主动脉瓣第二听诊区叹气样递减型舒张期杂音，可向心尖部传导；心尖部 S_1 减弱，A_2 减弱或消失，心尖部可有柔和的吹风样收缩期杂音，也可有 Austin Flint 杂音；可有动脉枪击音及杜氏双重杂音
心包积液		前倾坐位，呼吸困难，颈静脉怒张，心尖搏动减弱或消失	心尖搏动减弱或消失，脉搏快而小，有奇脉，肝-颈静脉回流征阳性，可有心包摩擦感（心包积液少量时）	心浊音界向两侧扩大，并随体位改变而变化（坐位呈三角烧瓶样，卧位心底部浊音界增宽），相对浊音界与绝对浊音界几乎一致	心音遥远，心率快，有时可听到心包摩擦音（心包积液少量时）
心力衰竭	左心衰	不同程度的呼吸急促，发绀，高枕卧位或端坐位，心尖搏动向左下移位	心尖搏动向左下移位（单纯二尖瓣狭窄向左扩大不明显），严重者有交替脉	心浊音区可向左下扩大（单纯二尖瓣狭窄向左扩大不明显）	心率增快，心尖部 S_1 减弱，可闻及舒张期奔马律，P_2 亢进并有分裂。双侧肺底部可听到对称性湿啰音，心衰程度越重，湿啰音范围越大，可间有少量哮鸣音；急性肺水肿时，全肺可满布湿啰音
	右心衰	有周围性发绀，颈静脉怒张，下垂性凹陷性水肿，淤血性肝硬化者可有巩膜、皮肤黄染	肝肿大并有压痛，肝-颈静脉反流征阳性，下肢及尾骶部凹陷性水肿，严重者可有全身性水肿	心浊音界向左也可向右扩大，可有胸水体征（右侧为多）及腹水体征	心率快，胸骨左缘第 3、4、5 肋间隙或剑突下闻及右室舒张期奔马律及相对性三尖瓣关闭不全的吹风样收缩期杂音
	全心衰	临床表现为左心衰竭及右心衰竭的综合，但两者的程度可能不同，常以一侧心力衰竭为主			

（上海中医药大学 蒋梅先）

实习七   正常腹部、脊柱、四肢检查

【实习学时】

3 学时。

【目的要求】

掌握腹部、脊柱、四肢的检查法，熟悉正常征象及其正常变异。

【实习方法】

由教师做示范性检查，边检查边讲解检查的方法及正常现象。然后每两位学生为一组，相互检查，教师巡回指导，随时纠正学生互相检查中的错误。

【实习内容】

一、腹部检查

（一）体表标志

为便于准确地描述腹部症状和体征的位置，常用以下体表标志。前面：肋弓下缘、脐、腹股沟韧带、腹上角、腹中线、腹直肌外缘、髂前上棘；后面：肋脊角。

（二）分区

腹部分区有四区法与九区法两种，以九区法最常用。用两条水平线（上水平线为两侧肋弓下缘最低点的连线，下水平线为两侧髂前上棘连线）、两条垂直线（为通过左、右髂前上棘至腹中线连线的中点所作的垂直线）自上而下将腹部分成九区。各区命名及脏器分布如下（图 7 - 1）。

1. 左上腹部（左季肋部）   胃、脾、结肠脾曲、胰尾、左肾上腺、左肾上部。

2. 左侧腹部（左腰部）   降结肠、空肠或回肠、左肾下部。

3. 左下腹部（左髂部）   乙状结肠、女性左侧卵巢及输卵管、男性左侧精索及淋巴结。

4. 上腹部   肝左叶、胃幽门端、十二指肠、胰头和胰体、大网膜、横结肠、腹主动脉。

5. 中腹部（脐部）   大网膜、下垂的胃或横结肠、十二指肠下部、空肠和回肠、输尿管、腹主动脉、肠系膜及淋巴结。

6. 下腹部   回肠、输尿管、乙状结肠、胀大的膀胱、增大的子宫。

7. 右上腹部（右季肋部）   肝右叶、胆囊、部分十二指肠、结肠肝曲、右肾上腺、右肾。

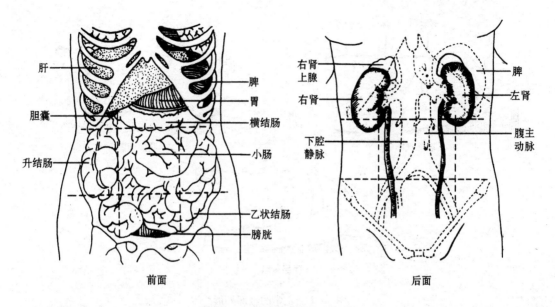

肝
脾
胃
胆囊
横结肠
升结肠
小肠
乙状结肠
膀胱

前面

右肾上腺
右肾
下腔静脉
脾
左肾
腹主动脉

后面

图7-1　腹部脏器位置分布图

　　8. 右侧腹部（右腰部）　升结肠、空肠、部分十二指肠、右肾下部。

　　9. 右下腹部（右髂部）　盲肠、阑尾、回肠下端、淋巴结、女性右侧卵巢及输卵管、男性右侧精索。

　　（三）视诊

　　腹部检查前，嘱被检查者排空膀胱及粪便。腹部视诊时，室内要温暖，被检查者应取仰卧位。合理暴露全腹，暴露时间不宜过久，避免受凉而致腹部不适。遮盖身体其他部位。医师站在被检查者右侧，一般自上而下按一定顺序全面视诊。有时为发现腹部外形异常，可以不同角度仔细视诊。光线应充足适宜，因灯光下不易辨别皮肤黄染等变化，故以自然光线为佳。观察腹部体表蠕动波、脏器轮廓、搏动及包块，以侧面光线为宜。

　　1. 腹部外形　正常成人仰卧时，腹部外形对称，前腹壁大致与自胸骨下端到耻骨联合的连线相平，称为腹部平坦。前腹壁稍内凹或低于此线者，称为腹部低平，常见于消瘦者。前腹壁圆凸或稍高于此线者，称为腹部饱满，见于小儿及肥胖者（图7-2）。上述均属正常范围。

　　2. 呼吸运动　儿童和成年男性以腹式呼吸为主，而成年女性则以胸式呼吸为主。

　　3. 腹壁静脉　正常时腹壁静脉不显露。较瘦者或皮肤较薄而松弛的老年人，有时隐约可见腹壁静脉显露，但不迂曲，呈较直的条纹，仍属正常。

　　（四）触诊

　　1. 触诊方法　腹部检查最主要的方法是触诊，它不仅可以进一步确定视诊所见，补充未见的体征，还可为叩诊、听诊提示重点。

　　触诊时被检查者一般取仰卧位，头垫低枕，双手自然平放于躯干两侧，双腿屈曲并稍分开，使腹肌松弛，嘱被检查者张口缓慢做腹式呼吸，使膈下脏器上下移动以便检查。肝脏、

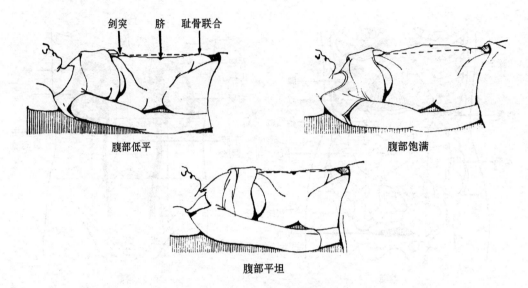

图7-2　正常的腹部外形

脾脏触诊时，还可分别采取左、右侧卧位；肾脏触诊时可取坐位或立位；触诊腹部肿瘤时可取肘膝位。医师应位于被检查者右侧，面对被检查者，前臂尽量与腹部表面在同一水平。触诊时指甲剪短，手要温暖，动作轻柔，由浅入深，先从健康部位开始，逐渐移向病痛区。一般自左下腹部开始逆时针方向顺序对腹部各区仔细进行触诊，边触诊边观察被检查者的反应与表情。对精神紧张或有痛苦者，可采取边触诊边与被检查者交谈的方式，转移其注意力以减少腹肌紧张。根据检查目的不同，腹部触诊检查包括以下方法。

（1）浅部触诊法：用一手轻轻放在被检查部位，利用掌指关节和腕关节的协同配合，轻柔地进行滑动触摸。此法不会引起腹肌紧张，被检查者无痛苦，适用于检查腹部有无压痛、抵抗感、搏动、包块和某些肿大的脏器。

（2）深部触诊法：主要用于腹腔内病变和脏器的检查。检查时用一手或两手重叠，由浅入深，逐渐加压以达深部（图7-3）。

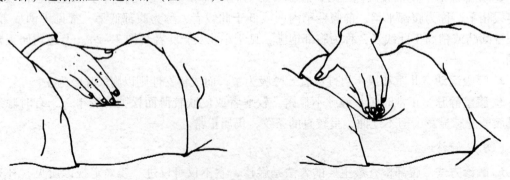

图7-3　浅部触诊法（左）及深部触诊法（右）

根据检查目的和手法的不同又可分为以下几种：

1）深部滑行触诊：医师以并拢的示、中及环指末端逐渐加压到腹腔的脏器或包块上，做上、下、左、右滑动触摸。如为肠管或条索状包块，则应做与长轴垂直方向的滑动触诊。滑动触诊主要用于腹腔深部包块和胃肠病变的检查。

2）双手触诊：将左手置于被检查者脏器或包块的后部，并将被检查部位推向右手方向，这样除可以起到固定作用外，又可使被检查脏器或包块更接近体表以利于右手触诊。适用于肝、脾、肾、子宫和腹腔肿物的检查。

3）深压触诊：以拇指或并拢的 2～3 个手指逐渐按压，探测腹部深在病变部位或确定腹腔压痛点，如阑尾压痛点、胆囊压痛点等。检查反跳痛时，在深压的基础上迅速将手指抬起，并询问被检查者疼痛感觉是否加重或观察被检查者面部是否有痛苦表情。

4）冲击触诊：又称浮沉触诊法。以并拢的手指取 70°～90° 角，置于腹壁上相应的部位，先做 2～3 次较轻的适应性冲击动作，然后迅速有力地向下一按，在冲击时即会出现腹腔内脏器在指端浮沉的感觉。适用于大量腹水而肝脾难以触及时。该种方法会使被检查者不舒适，避免用力过大（图 7-4）。

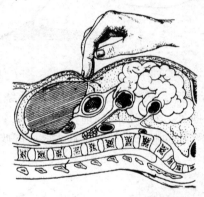

图 7-4　冲击触诊法示意图

2. 触诊内容

（1）腹壁紧张度：正常人腹壁触之柔软，有一定张力，但较易压陷，称腹壁柔软。正常时某些人因怕痒等引起腹肌自主性痉挛，可在诱导或转移注意力后消失。

（2）肝脏触诊：正常人在右锁骨中线肋缘下触不到肝脏，少数人可触及，但不应大于 1cm，剑突下不应大于 3cm，其质软，表面光滑，无压痛。

1）单手触诊法：被检查者取仰卧位，双腿稍屈曲，使腹壁松弛，腹壁软薄者或肝下缘较表浅易触时，临床常用单手触诊。医师位于被检查者右侧，将右手掌平放于被检查者右侧腹壁上，腕关节自然伸直，四指并拢，掌指关节伸直，以示指前端的桡侧或示指与中指端对着肋缘，自髂前上棘连线水平、右侧腹直肌外侧开始自下而上，逐渐向右季肋缘移动。被检查者做慢而深的腹式呼吸运动，触诊的手应与呼吸运动紧密配合。吸气时，右手在继续施压中随腹壁隆起而抬高，但上抬要晚于腹壁的隆起，并向季肋缘方向触探肝下缘。呼气时，腹壁松弛并下陷，触诊手及时向腹深部按压，如肝脏肿大，则可触及肝下缘从手指端滑过。

2）双手触诊法：为提高触诊效果，可用双手触诊法。医师右手位置同单手触诊法，用左手掌托住被检查者右后腰,左大拇指张开置于右肋缘,在吸气的同时,左手向前推,使肝下缘紧贴前腹壁下移,并限制右下胸扩张,以增加膈肌下移的幅度。如此,随吸气下移的肝下缘就更易碰到迎触的右手指(图7-5)。用上述方法,还应在腹中线上由脐平面到剑突区域(肝左叶)进行触诊。

在腹部某处触及肝下缘后,应自该处起向两侧延伸触诊,以了解整个肝脏和全部肝下缘的情况。

(3)胆囊触诊:触诊法与肝脏触诊相同,但左手在季肋后面向前顶,右手手指并拢压向胆囊点深部(图7-6)。正常胆囊不能触及。

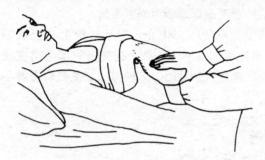 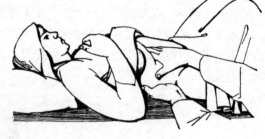

图7-5 双手触诊法触诊肝脏　　　　　图7-6 胆囊触诊法

(4)脾脏触诊:被检查者仰卧,双腿稍屈曲,医师左手绕过被检查者腹部前方,手掌置于被检查者左腰部第7~10肋处,将脾从后向前托起。右手掌平放于上腹部,与肋弓成垂直方向,以稍弯曲的手指末端轻压向腹部深处,随病人腹式呼吸运动,由下向上逐渐移近左肋弓,直到触及脾下缘或左肋缘(图7-7)。

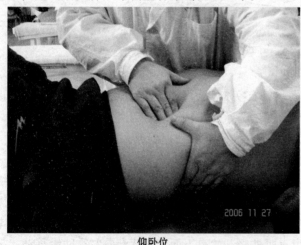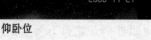 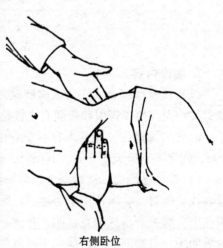

仰卧位　　　　　　　　　　　　　　右侧卧位

图7-7 脾脏触诊法

脾脏轻度肿大而仰卧位不易触及时,可嘱被检查者改换右侧卧位,右下肢伸直,左下肢屈髋、屈膝,用双手触诊较易触及。

正常脾脏不能触及。内脏下垂、左侧大量胸腔积液、积气时，膈肌下降使脾向下移而可触及。除此之外能触及脾脏则提示脾肿大。

（5）肾脏触诊：用双手触诊法。被检查者可取仰卧位或立位。仰卧位触诊右肾时，嘱被检查者双腿屈曲并做较深的腹式呼吸。医师位于被检查者右侧，将左手掌放在右后腰部向上托（触诊左肾时，左手绕过被检查者前方托住左后腰部），右手掌平放于被检侧季肋部，以微弯的手指指端放在肋弓下方，随被检查者呼气，右手逐渐深压向后腹壁，试与在后腰部向上托起的左手接近双手夹触肾。如未触及肾脏，应让被检查者深吸气，此时随吸气下移的肾脏可能滑入双手之间被触知。如能触及肾脏大部分，则可将其在两手间夹住，同时被检查者常有类似恶心或酸痛的不适感。有时只能触及光滑、圆钝的肾下极，它常从触诊的手中滑出（图7－8）。

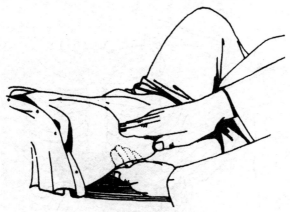

图7－8　肾脏触诊法

若被检查者腹壁较厚或配合不当，以致右手难以压向后腹壁时，可采用反击触诊法。即在被检查者吸气时，用左手手指向右手的方向有节律的冲击后腰部，如肾脏下移至两手之间时，右手则有被顶举之感。检查左肾时，也可位于被检查者左侧进行，左右手的位置和检查右肾时相反。如仰卧位未触及肾脏，还可嘱被检查者取坐位或立位，腹肌放松，医师位于被检查者侧面，双手前后配合触诊肾脏。在肾下垂或游走肾时，立位较易触到。

正常人肾脏一般不能触及，身材瘦长者有时可触及右肾下极。触及肾脏时应注意其大小、形状、质地、表面状态、敏感性和移动度等。正常肾脏表面光滑而圆钝，质地结实而富有弹性，有浮沉感。

（6）膀胱触诊：正常膀胱空虚时隐于骨盆内，不易触到。当膀胱充盈胀大时，超出耻骨上缘，可在下腹部触及圆形具有压痛的弹性肿物。触诊膀胱一般用单手滑行触诊法。在被检查者仰卧屈膝情况下，医师位于其左侧，以右手自脐开始向耻骨方向触摸，触及包块后应详查其性质，以便鉴别其为膀胱、子宫或其他肿物。

（7）正常腹部可触到的脏器：正常时除可触及瘦弱者和经产妇的右肾下缘及儿童的肝下缘外，尚可触及腹直肌肌腹与腱划、腹主动脉、腰椎椎体与骶骨岬、横结肠、乙状结肠等脏器，应与病理性包块区别。还应触诊腹股沟部淋巴结及股动脉。

（五）叩诊

正常腹部除肝、脾所在部位叩诊呈浊音或实音外，其余部位均为鼓音。

1. 肝脏叩诊　以叩诊定肝上、下界时，一般是沿右锁骨中线、右腋中线和右肩胛线，由肺区往下叩向腹部，当清音转为浊音时，即为肝上界，此处相当于被肺遮盖的肝顶部，故又称肝相对浊音界；再往下轻叩，由浊音转为实音时，此处肝脏不被肺遮盖，直接贴近胸壁，称肝绝对浊音界；继续往下叩，由实音转为鼓音处，即为肝下界（图7-9）。定肝下界时，也可由腹部鼓音区沿右锁骨中线或前正中线向上叩，当鼓音转为浊音处即是。由于肝下界与胃和结肠等重叠，很难叩准，故常用触诊确定。一般叩得的肝下界比触得的肝下界约高1~2cm，但肝缘若明显增厚，则叩诊和触诊结果较为接近。

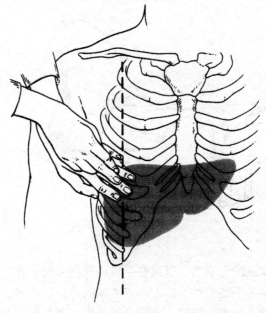

图7-9　肝脏叩诊

体型对肝脏位置有一定影响，匀称型者正常肝上界在右锁骨中线上第5肋间，下界位于右季肋下缘，右锁骨中线上肝浊音区上下界之间的距离约为9~11cm；在右腋中线上肝上界在第7肋间，下界相当于第10肋骨水平；在右肩胛线上，肝上界为第10肋间，下界不易叩出。瘦长型者肝上、下界均可低一个肋间，矮胖型者则可高一个肋间。

2. 胃泡鼓音区　位于左前胸下部肋缘以上，呈半圆形，因胃内含气而形成，叩诊呈鼓音。上界为膈及肺下缘，下界为肋弓，左界为脾脏，右界为肝左缘。正常时，此区的大小与胃内含气量的多少有关，还受邻近器官和组织病变的影响。

3. 脾脏叩诊　脾浊音区宜采用轻叩法，在左腋中线自上而下进行叩诊。正常脾浊音区在该线上第9~11肋间，宽约4~7cm，前方不超过腋前线。

4. 膀胱叩诊　在耻骨联合上方进行叩诊。膀胱空虚时，因小肠位于耻骨上方遮盖膀胱，故叩诊呈鼓音，叩不出膀胱的轮廓。膀胱充盈时，耻骨上方叩出圆形浊音区。

（六）听诊

1. 肠鸣音 肠蠕动时，肠管内气体和液体随之而流动，产生一种断断续续的咕噜声（或气过水声），称为肠鸣音或肠蠕动音。正常时肠鸣音大约每分钟 4~5 次，在脐部听得最清楚。

2. 振水音 被检查者仰卧，医师用一耳凑近被检查者上腹部或将听诊器体件放于此处，然后用稍弯曲的手指以冲击触诊法连续迅速冲击被检查者上腹部，如听到胃内液体与气体相撞击的声音，称为振水音。也可用双手左右摇晃被检查者上腹部以闻振水音。正常人餐后或饮入多量液体时，上腹部可出现振水音。

二、脊柱检查

（一）脊柱弯曲度

被检查者取直立位或坐位，先从侧面观察脊柱有无过度的前凸或后凸，再从后面观察脊柱有无侧弯，然后进一步用手指沿脊柱棘突以适当的压力从上向下划压，划压后的局部皮肤出现一红色充血线，以此线为标准，判断脊柱有无侧弯。

正常人直立时，从侧面观察有如"S"状的 4 个生理弯曲，即颈段稍向前凸，腰段明显向前凸，胸段稍向后凸，骶段明显向后凸。从后面观察脊柱无侧弯。

（二）脊柱活动度

颈段与腰段活动范围最大，胸段活动范围较小，骶椎各节已融合成骨块状，几乎无活动。脊柱活动范围受年龄、运动训练、脊柱结构差异等因素影响，存在较大个体差异。

1. 颈椎活动度 被检查者头部正直为中立位。让被检查者最大限度地前屈，正常下颏可贴近胸骨上窝（约45°）；后仰时两眼可直视屋顶（约55°）；侧弯两耳垂可以接触耸起的双肩（约40°）；一侧旋转约70°（图7-10）。

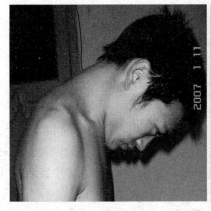
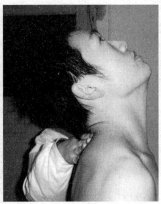
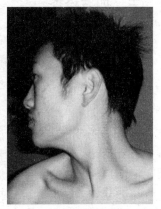

前屈   后仰   旋转

图7-10 颈椎活动度检查法

2. 腰椎活动度 嘱被检查者立位，医师双手固定骨盆，让被检查者上身做前屈75°，后伸 30°，左、右侧弯各 35°，一侧旋转 8°，观察各方向的活动范围。

（三）脊柱压痛与叩击痛检查方法

1. 脊柱压痛　检查脊柱压痛时，被检查者端坐位，身体稍向前倾，医师用右手拇指自上而下逐个按压脊椎棘突及椎旁肌肉，了解被检查者是否有压痛。正常脊柱无压痛。

2. 脊柱叩击痛　检查脊柱叩击痛有两种方法。

（1）间接叩诊法：被检查者取坐位，医师将左手掌面置于被检查者头顶部，右手半握拳，以小鱼际部位叩击左手背（图 7 – 11），了解被检查者的脊柱是否有疼痛。

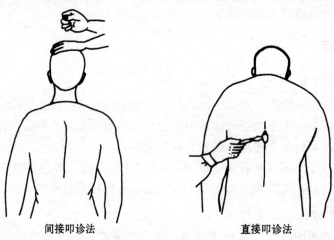

间接叩诊法　　　　　　　　直接叩诊法

图 7 – 11　脊柱叩击痛检查法

（2）直接叩诊法：被检查者取坐位，医师用手指或叩诊锤直接叩击各脊柱棘突，了解被叩击的部位是否有叩击痛。多用于检查胸、腰段。

三、四肢检查

（一）形态

正常人四肢左右对称，无肿胀与压痛，活动自如。

（二）关节活动范围

1. 上肢

（1）肩关节：被检查者尽量暴露双肩，观察其外形是否对称。嘱被检查者做自主运动，观察有无活动受限。双手合掌内收，肘部可达前正中线；肘关节贴在胸前，手能触摸对侧耳朵，说明肩内收正常；手能从颈后触摸到对侧耳朵，说明肩关节前曲、外展及外旋活动正常；手能从背后接近或触到对侧肩胛骨下角，表示肩关节内旋、后伸运动正常。

（2）肘关节：被检查者双上肢屈曲，手握拳屈腕，拇指可触及肩部，然后手心向内，双手能下垂，表示肘关节屈伸运动正常。

肘关节活动正常时，屈 135° ~ 150°，伸 10°，旋前（手背向上转动）80° ~ 90°，旋后（手背向下转动）80° ~ 90°。

（3）腕关节：被检查者双肘弯曲为90°，肘部与侧胸壁相贴，两手掌能做向上并转为向下的内、外旋转运动，表示桡、尺关节运动正常。正常时腕关节掌屈可达50°~60°，背伸约35°~60°，桡、尺偏斜各约30°。检查时可嘱被检查者先将双手合掌两腕尽量背伸，然后再将双手背贴，两腕尽量掌屈，以对比其背伸与掌屈角度是否对称。

（4）指关节：双手各指关节能主动伸直，屈指并握拳，表示指关节的屈伸运动正常。

2. 下肢

（1）髋关节：被检查者取立位，一腿直立，另一腿伸直外展约60°，内收约25°，外旋与内旋各45°，后伸可达30°，屈曲时股部与腹壁相贴。然后同法检查对侧。

（2）膝关节：被检查者双下肢下蹲屈曲，小腿腓肠肌可与股后部贴近，观察其屈曲活动。双下肢伸直，观察膝关节能否伸直，一般可达180°；膝关节在半屈位时，小腿可做小范围的旋转，屈曲可达120°~150°，伸5°~10°，内旋10°，外旋20°。

（3）踝关节：正常时足跖部与小腿成直角，背伸20°~30°，跖屈约45°。跟距关节内、外翻各约30°。

实习八　腹部、脊柱、四肢病理体征检查

【实习学时】
3学时。

【目的要求】
掌握腹部、脊柱、四肢的病理体征检查及其临床意义。

【实习方法】
教师应先找好典型的病理体征。教师带领学生到病床旁，先由教师示教再由学生观察及体会，然后由学生说明其特征，教师加以补充或纠正并讲解其临床意义。实习结束后写出符合病历要求的体检报告，交指导教师批改，并在下一次实习时分析其中具有普遍性的问题。

【实习内容】

一、腹部病理体征

（一）视诊

1. 腹部外形异常

（1）腹部膨隆：仰卧时前腹壁明显高于胸骨下端至耻骨连线，外形呈凸起状，为腹部

膨隆（图8－1A）。由于病因不同又分为全腹膨隆和局部膨隆。

1）全腹膨隆：①腹内积气：肠梗阻、肠麻痹、胃肠穿孔、治疗性人工气腹等所致。腹部呈球形，变换体位时腹形无明显改变。②腹腔积液：常见于肝硬化门脉高压症、右心衰竭、缩窄性心包炎、肾病综合征、结核性腹膜炎、腹膜转移癌等。腹腔内大量积液时全腹膨隆，且腹形随体位变换而改变，仰卧时腹部外形呈宽而扁的蛙腹状，坐位时下腹部明显膨出。③腹腔巨大肿块：可导致全腹膨隆，如卵巢囊肿、畸胎瘤。此外，足月妊娠亦可导致全腹膨隆。

临床为观察全腹膨隆的程度和变化，需定期在同等条件下测量腹围以资比较。方法：嘱病人排尿后平卧，用软尺在脐水平绕腹一周，测得的周长即为腹围，以厘米（cm）计。

2）局部膨隆：常因炎性包块、胃肠胀气、脏器肿大、腹内肿瘤、腹壁肿瘤和疝等所致。视诊时应注意膨隆的部位、外形、有无搏动、是否随呼吸运动或体位改变而移位。

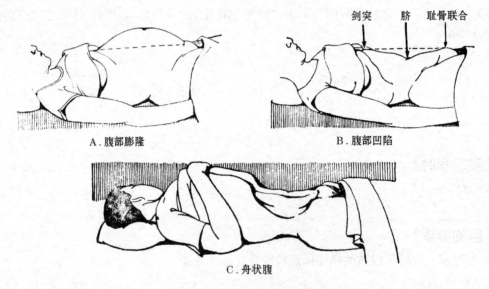

A.腹部膨隆   B.腹部凹陷

C.舟状腹

图8－1　腹部外形异常

（2）腹部凹陷：仰卧时前腹壁明显低于胸骨下端至耻骨联合的连线，为腹部凹陷（图8－1B）。根据凹陷的范围分全腹凹陷和局部凹陷两种。

1）全腹凹陷：常见于严重脱水、结核、糖尿病、甲状腺功能亢进症、恶性肿瘤等疾病所致的明显消瘦及恶病质等。严重者前腹壁几乎贴近脊柱，肋弓、髂峰和耻骨联合尤为显露，全腹呈舟状，称舟状腹（图8－1C）。全腹凹陷在吸气时出现，见于上呼吸道梗阻和膈肌麻痹。

2）局部凹陷：不多见，可由腹壁瘢痕收缩引起。

2. 腹式呼吸减弱或消失　腹式呼吸减弱见于急性腹痛、腹膜炎、腹水、腹内巨大肿块或妊娠。腹式呼吸消失见于消化性溃疡穿孔所致急性腹膜炎或膈肌麻痹等。

3. 腹壁皮肤改变

（1）皮疹：发疹性高热疾病、某些传染病及药物过敏等，常引起充血性或出血性皮疹。

如伤寒的玫瑰疹，最早而且常仅出现于上腹部皮肤。疱疹局限在一侧的肋间、腹部或腰部且沿脊神经走行分布，常提示带状疱疹。

（2）腹纹：白纹多分布于下腹部和髂部，见于经产妇（又称妊娠纹）、过度肥胖者和曾患腹水者。紫纹常分布于下腹部和臀部，亦可见于肩背部或股外侧，是皮质醇增多症的常见征象。

（3）脐的状态：脐明显凸出见于高度腹胀或大量腹水时；当腹内压显著增加并有脐组织薄弱时，脐部膨出形成脐疝。当有粘连性结核性腹膜炎时脐内陷；脐内陷分泌物呈浆液性或脓性，有臭味，多为炎症所致；分泌物呈水样，有尿臊味，是脐尿管未闭征象；脐部溃烂，可能为化脓性或结核性感染所致；脐部溃疡如果坚硬、固定而凸出，多为癌性；脐部皮肤变蓝色，见于腹壁或腹腔内出血。

脐疝多见于大量腹水者、经产妇或婴幼儿。股疝位于腹股沟韧带中部，女性多见。腹股沟斜疝则偏于内侧，男性斜疝可下降至阴囊。手术瘢痕愈合不良者可有切口疝。疝嵌顿可引起急性腹痛。因疝在直立位或用力咳嗽时明显，仰卧时可缩小或消失，所以必要时可嘱病人变换体位或咳嗽时再行检查。

4. 腹壁静脉扩张和曲张 鉴别血流方向的方法：选择一段没有分支的腹壁静脉，医师将右手示指和中指并拢压在该段静脉上，然后用一手指紧压并向外移动，挤出静脉中的血液，到一定距离时放松该手指，另一手指仍紧压不动，观察挤空的静脉是否快速充盈，如迅速充盈，则血流方向是从放松手指端流向紧压的手指端。再用同法放松另一手指，观察血流方向（图8-2）。

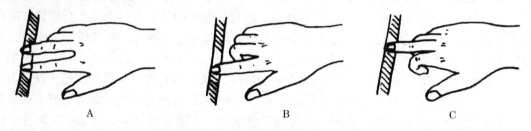

图8-2 鉴别腹壁静脉血流方向示意图

门脉高压形成侧支循环时，腹壁曲张的浅静脉以脐为中心向周围伸展，血流方向是从脐静脉经脐孔进入腹壁曲张的浅静脉流向四方，血流方向正常。上腔静脉阻塞时，上腹壁或胸壁曲张的浅静脉，血流转向下方进入下腔静脉。下腔静脉阻塞时，曲张的浅静脉多分布在腹壁的两侧，浅静脉血流方向转向上方进入上腔静脉。

5. 蠕动波 幽门梗阻时，因胃的蠕动增强，可见到较大的胃蠕动波自左肋缘下向右缓慢推进，即为正蠕动波。有时还可见到自右向左运行的逆蠕动波。脐部出现肠蠕动波见于小肠梗阻。严重梗阻时，脐部可见横行排列呈多层梯形的肠型和较大肠蠕动波。结肠梗阻时，宽大的肠型多出现于腹壁周边，同时盲肠多胀大呈球形。观察蠕动波时，需选择适当角度，也可用手轻拍腹壁诱发后察看。

（二）触诊

1. 腹壁紧张度异常

（1）腹壁紧张度增加：全腹壁紧张度增加常见以下情况：①急性胃肠穿孔或实质脏器破裂所致急性弥漫性腹膜炎，腹壁常有明显紧张，甚至强直硬如木板，称为板状强直；②结核性腹膜炎或癌性腹膜炎时，全腹紧张，触之犹如揉面感。③肠胀气、腹内大量腹水者，因腹腔内容物增加，触诊腹壁张力较大，但无腹肌痉挛和压痛。

局部腹壁紧张常因该处脏器的炎症累及腹膜所致，如急性胰腺炎出现上腹或左上腹壁紧张，急性胆囊炎可出现右上腹壁紧张，急性阑尾炎常出现右下腹壁紧张。

（2）腹壁紧张度减低：全腹紧张度减低见于经产妇、体弱的老年人、慢性消耗性疾病及大量腹水放出后的患者。全腹紧张度消失见于重症肌无力和脊髓损伤所致腹肌瘫痪。

2. 压痛及反跳痛　触诊时，由浅入深进行按压，如发生疼痛，称为腹部压痛。检查者在检查到压痛后，手指稍停片刻，使压痛感趋于稳定，然后将手迅速抬起，此时如患者感觉腹痛骤然加剧，并伴有痛苦表情，称为反跳痛。反跳痛的出现，提示炎症已累及腹膜壁层。腹壁紧张，同时伴有压痛和反跳痛，称为腹膜刺激征，是急性腹膜炎的重要体征。

压痛多由腹壁或腹腔内病变所致。如腹部触痛在抓捏腹壁或仰卧起坐时明显，多考虑较表浅的腹壁病变，否则多为腹腔内病变。腹腔内的病变常因脏器的炎症、结石、淤血、破裂、扭转、肿瘤等病变所致，其压痛部位及临床意义需结合腹部各区组织脏器及疼痛性质来考虑。

腹痛局限某一部位时，称为压痛点。某些疾病常有位置较固定的压痛点，如：①阑尾点：又称麦氏（Mc Burney）点，位于右髂前上棘与脐连线的外 1/3 与中 1/3 交界处，阑尾病变时此处有压痛；②胆囊点：位于右侧腹直肌外缘与肋弓交界处，胆囊病变时此处有明显压痛。

胆囊触痛检查法：医师将左手掌平放于患者右肋下部，先以左手拇指指腹用适度压力勾压右肋下部胆囊点处，然后嘱患者缓慢深吸气（图 8-3）。在深吸气时发炎的胆囊下移时碰到用力按压的拇指引起疼痛，患者因疼痛而突然屏气，为墨菲征（Murphy sign）阳性，又称胆囊触痛征，见于急性胆囊炎。此检查法对于未明显肿大到肋缘以下的胆囊炎，不能触及胆囊时更有意义。

3. 液波震颤　患者仰卧，医师用手掌面贴于患者腹壁一侧，以另一手并拢屈曲的四指指端迅速叩击腹壁另一侧，如腹腔内有大量游离液体时，贴于腹壁的手掌就可感到液波的冲击，称为液波震颤或波动感。为防止腹壁震动造成的错觉，可让另一人将手掌尺侧缘轻压于患者脐部腹中线上，即可阻止腹壁震动的传导（图 8-4）。

4. 肝脏异常　触及肝脏后，应详细描述以下几点。

（1）大小：记录肝脏大小，一般在平静呼吸时，测量右锁骨中线肋下缘至肝下缘垂直距离（以厘米计），并注明以叩诊法叩出的肝上界位置。同时应测量前正中线上剑突下至肝下缘垂直距离。弥漫性肝肿大见于肝炎、脂肪肝、肝淤血、早期肝硬化、白血病等；局限性肝肿大见于肝脓肿、肝囊肿（包括肝包虫病）、肝肿瘤等；肝脏缩小见于急性和亚急性肝坏死、晚期肝硬化。

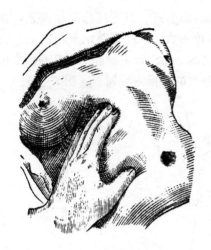
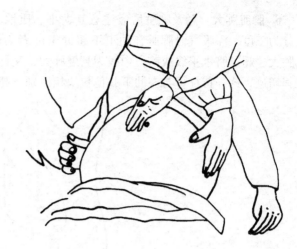

图8-3　墨菲征检查法　　　　　图8-4　液波震颤检查法

（2）质地：肝脏质地一般分为三级：质软、质韧（中等硬度）和质硬。正常肝脏质地柔软，如触口唇；急性肝炎及脂肪肝时质地稍韧；慢性肝炎质韧，如触鼻尖；肝硬化质硬，肝癌质地最硬，如触前额；肝脓肿或囊肿有积液时呈囊性感，大而浅者可能触到波动感。

（3）表面形态及边缘：触及肝脏时应注意其表面是否光滑、有无结节、边缘是否整齐及厚薄。肝炎、脂肪肝、肝淤血时，表面光滑，边缘圆钝；肝硬化时，表面不光滑，呈结节状，边缘不整齐且较薄；肝癌、多囊肝时，表面不光滑，呈不均匀的粗大结节状，边缘厚薄也不一致；巨块型肝癌、肝脓肿及肝包虫病时，表面呈大块状隆起。

（4）压痛：急性肝炎、肝淤血时常有弥漫性轻度压痛；较表浅的肝脓肿有局限性剧烈的压痛。

（5）搏动：如果触到肝脏搏动，应鉴别是肝脏本身的扩张性搏动还是传导性搏动。医师将右手放于肝前面，左手放于肝后面（或右外表面），嘱患者暂停呼吸，即可感到肝脏呈开合样搏动，则为肝脏本身的扩张性搏动，见于三尖瓣关闭不全。如仅右手被推向上，左手无感觉，则为传导性搏动，见于肝肿大压在腹主动脉上（向前搏动）和右心室增大（向下搏动）。

右心衰竭引起肝淤血肿大时，用手压迫肝脏可使颈静脉怒张更明显，称肝-颈静脉反流征阳性。

（6）肝区摩擦感：患者做腹式呼吸运动，医师将右手掌面轻贴于肝区，肝周围炎时因其表面与邻近腹膜有炎性渗出物而变得粗糙，两者相互摩擦产生震动可用手触知，为肝区摩擦感。

5. 胆囊肿大　胆囊肿大时，在右肋下腹直肌外缘处可触及一梨形或卵圆形、张力较高、随呼吸而上下移动的肿块。如急性胆囊炎因胆囊渗出物潴留所致胆囊肿大，呈囊性感，有明显压痛；壶腹周围癌等因胆总管阻塞，胆汁大量潴留所致的胆囊肿大，呈囊性感而无压痛；胰头癌压迫胆总管导致阻塞时，出现黄疸进行性加深，胆囊显著肿大，但无压痛，称为库瓦西耶征阳性；胆囊结石或胆囊癌因胆囊内有大量结石或癌肿所致胆囊肿大，有实体感。

6. 脾脏肿大　触及脾脏后应注意其大小、质地、表面形态、有无压痛及摩擦感。脾肿大分为三度：深吸气时脾脏在肋下不超过 3cm 者为轻度肿大；3cm 至脐水平线以上，为中度肿大；超过脐水平线或前正中线为高度肿大，又称巨脾。中度以上脾肿大时其右缘常可触及脾切迹，这一特征可与左肋下其他包块相区别。脾肿大的测量方法如下（图 8-5）：

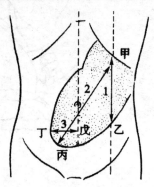

图 8-5　脾脏肿大测量方法

当轻度脾肿大时只做甲乙线（又称第 1 线）测量，即在左锁骨中线与左肋缘交点至脾下缘的垂直距离，以厘米表示（下同）。脾脏明显肿大时，应加测甲丙线（第 2 线）和丁戊线（第 3 线）。甲丙线为左锁骨中线与左肋缘交点至最远脾尖之间的距离。丁戊线为脾右缘到前正中线的距离，如脾肿大向右未超过前正中线，测量脾右缘至前正中线的最短距离，前加"－"表示；超过前正中线则测量脾右缘至前正中线的最大距离，前加"＋"表示。

轻度脾肿大常见于慢性肝炎、粟粒性肺结核、伤寒、感染性心内膜炎、败血症等，一般质地较柔软；中度脾肿大见于肝硬化、慢性溶血性黄疸、慢性淋巴细胞性白血病、系统性红斑狼疮、淋巴瘤等，一般质地较硬；高度脾肿大，表面光滑者见于慢性粒细胞性白血病、慢性疟疾等，表面不平而有结节者见于淋巴瘤等。脾囊肿时，表面有囊性肿物。脾脓肿、脾梗死和脾周围炎时，故可触到摩擦感且压痛明显。

7. 肾脏肿大　触诊肾盂积水、肾肿瘤及多囊肾等患者肿大的肾脏时，除应注意其大小、形状、质地、表面状态、敏感性和移动度外，还应注意有无波动感及囊性感以鉴别肾肿大的性质。肾脏代偿性增大、肾下垂及游走肾的患者立位时常被触及，肾脏表面光滑而圆钝，质地结实而富有弹性，有浮沉感。

当肾脏和尿路疾病，尤其是炎性疾病时，可在一些部位出现压痛点（图 8-6）：①季肋点：在第 10 肋骨前端；②上输尿管点：在脐水平线上腹直肌外缘；③中输尿管点：在两侧髂前上棘水平腹直肌外缘，相当于输尿管第二狭窄处（入骨盆腔处）；④肋脊点：在背部脊柱与第 12 肋所成的夹角顶点；⑤肋腰点：在第 12 肋与腰肌外缘的夹角顶点。季肋点压痛提示肾脏病变。输尿管有结石、化脓性或结核性炎症时，在上或中输尿管点出现压痛。肋脊点和肋腰点是肾脏一些炎症性疾病如肾盂肾炎、肾结核或肾脓肿等常出现压痛的部位。如炎症深隐于肾实质内，可无压痛而仅有叩击痛。

8. 膀胱胀大　胀大的膀胱呈扁圆形或圆形，触之有囊性感，不能被推移，按压并有尿

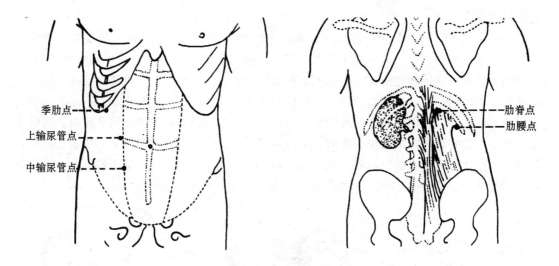

图 8-6　肾脏疾病压痛点

季肋点

上输尿管点

中输尿管点

肋脊点

肋腰点

意，排尿或导尿后缩小或消失。见于尿道梗阻、脊髓病及昏迷所致的尿潴留。

9. 腹部包块　触及腹部包块时，首先应除外正常可触及的脏器和组织。注意有无发热、黄染、贫血及全身浅表淋巴结肿大等表现。因肿大的脏器、炎性组织、肿大的淋巴结、囊肿及良恶性肿瘤等，均可在腹部形成包块，故当触及时必须注意包块的部位、大小、形态、质地、有无压痛、搏动、移动度及与邻近器官的关系。

为鉴别局部肿块是位于腹壁上还是腹腔内，可嘱患者双手托头枕部，从仰卧位做起坐动作，使腹壁肌肉紧张，如肿块被紧张的腹肌托起而更为明显，提示在腹壁上；如肿块被紧张的腹肌所遮盖，而变得不清楚或消失，提示在腹腔内。

（三）叩诊

1. 肝浊音界改变　病理情况下，肝浊音界向上移位见于右肺不张、右肺纤维化、气腹及鼓肠等；肝浊音界向下移位见于肺气肿、右侧张力性气胸等。肝浊音界扩大见于肝炎、肝脓肿、肝淤血、肝癌和多囊肝等；膈下脓肿时，因肝下移和膈升高，肝浊音界也扩大，但肝脏本身未增大。肝浊音界缩小见于急性肝坏死、晚期肝硬化和胃肠胀气等；肝浊音界消失代之以鼓音者，是急性胃肠穿孔的一个重要征象，亦可见于人工气腹、腹部大手术后数日内、间位结肠（结肠位于肝与膈之间）等。

2. 肝、胆叩击痛　肝区叩击痛对肝炎、肝脓肿有一定的诊断意义。胆囊区叩击痛是胆囊炎的重要体征。

3. 胃泡鼓音区改变　胃泡鼓音区明显扩大，见于幽门梗阻等；明显缩小见于左侧胸腔积液、心包积液、脾肿大及肝左叶肿大等；胃泡鼓音区消失而转为实音，见于进食过多导致急性胃扩张或溺水者。

4. 脾浊音区改变　脾浊音区缩小或消失见于左侧气胸、胃扩张及鼓肠等；脾浊音区扩大见于脾肿大。

5. 肾区叩击痛　在肾炎、肾盂肾炎、肾结石、肾周围炎及肾结核等患者，肾区常有不同程度的叩击痛。

6. 移动性浊音　当腹腔内有较多游离液体（在 1000ml 以上）时，嘱患者仰卧，液体因重力作用多积聚腹腔低处，含气的肠管漂浮其上，故叩诊腹中部呈鼓音，腹部两侧呈浊音；在患者侧卧位时，液体随之流动，叩诊上侧腹部转为鼓音，下侧腹部呈浊音（图 8-7）。这种因体位不同而出现浊音区变动的现象，称移动性浊音。在肝硬化、肾病综合征及心力衰竭等并发腹水的患者，叩诊移动性浊音阳性。如果腹水量少，用上述方法不能查出时，可嘱患者取肘膝位，使脐部处于最低位，由侧腹部向脐部叩诊，如由鼓音转为浊音，则提示有腹水的可能。也可让患者排空膀胱后取立位，自耻骨联合上缘向脐部叩诊，如下腹部积有液体耻骨上方则呈浊音，浊音的上界呈一水平线，此水平线以上为浮动的肠管，叩诊为鼓音。

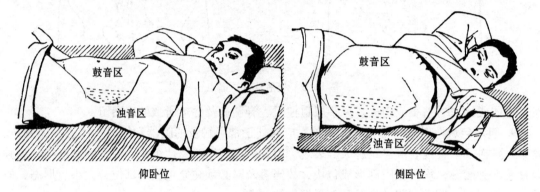

图 8-7　移动性浊音检查法

7. 膀胱胀大　膀胱胀大的患者，耻骨上方叩诊可呈浊音区，此浊音区弧形上缘凸向脐部。排尿或导尿后复查，如浊音区转为鼓音，即为尿潴留而致的膀胱胀大。

（四）听诊

1. 肠鸣音异常　当肠蠕动增强，但音调不特别高亢，肠鸣音超过 10 次/分，称肠鸣音频繁，见于服泻药后、急性肠炎或胃肠道大出血等。如肠鸣音次数多，且呈响亮、高亢的金属音，称肠鸣音亢进，见于机械性肠梗阻。

肠鸣音明显少于正常，或 3~5 分钟以上才听到一次，称肠鸣音减弱或稀少，见于老年性便秘、电解质紊乱（低血钾）及胃肠动力低下等。如持续听诊 3~5 分钟未闻及肠鸣音，称肠鸣音消失或静腹，见于急性腹膜炎或各种原因所致的麻痹性肠梗阻。

2. 振水音持续　若在空腹或餐后 6~8 小时以上仍听到胃内液体与气体相撞击的声音，则提示胃内有液体潴留，见于胃扩张、幽门梗阻及胃液分泌过多等。

3. 血管杂音　上腹部的两侧出现收缩期血管杂音，常提示肾动脉狭窄。左叶肝癌压迫肝动脉或腹主动脉时，亦可在包块部位闻及吹风样血管杂音。中腹部收缩期血管杂音提示腹主动脉瘤或腹主动脉狭窄。下腹两侧出现收缩期血管杂音，应考虑髂动脉狭窄。

静脉性杂音为连续的嗡鸣音，此音多于脐周或上腹部出现，尤其是在腹壁静脉显著曲张时，常提示肝硬化所致门静脉高压，压迫脾脏，此嗡鸣音可增强。

（五）腹部常见病变体征

1. 肝硬化 早期患者面色萎黄，面部、颈部及上胸部可见毛细血管扩张、蜘蛛痣，可见肝掌。肝脏轻度肿大，质地偏硬，表面光滑，压痛不明显。脾脏可触及。

晚期患者面色灰暗，皮肤、巩膜多有黄疸，男性患者乳房发育。肝脏缩小变硬，表面呈结节状。脾中度肿大，下肢出现浮肿。除上述肝功能障碍表现外，并有以下门静脉高压表现。

（1）腹水：患者可发生呼吸困难和心悸，立位时下腹部膨隆，仰卧时则腰部膨隆，呈蛙腹状；腹壁紧张度增加。叩诊有移动性浊音，大量腹水时有液波震颤，有时可见脐疝。

（2）静脉侧支循环的形成与开放：①食管下端和胃底部黏膜下静脉曲张，常因腹内压突然升高或进食粗糙食物，而致曲张静脉破裂，发生呕血等大出血的危险。②经脐静脉、腹壁静脉、胸廓内静脉与上腔静脉相连，可形成脐周及腹壁静脉曲张，但血流方向正常。有时在剑突下或脐上可闻及静脉的嗡鸣音。③直肠上静脉与直肠下静脉及肛门静脉吻合，明显扩张时形成痔核，易破裂引起便血。

（3）脾肿大：由于门静脉高压脾脏因淤血而肿大。继而发生纤维增生，可高度肿大，质地变硬，还可引起脾功能亢进而导致全血细胞减少。如发生脾周围炎，可使左上腹部隐痛或胀痛。当上消化道出血时，脾脏可暂时缩小，甚至不能触及。

2. 幽门梗阻 全身表现为消瘦和脱水。腹部检查可发现空腹时上腹部饱满，可有胃型、蠕动波及逆蠕动波，并出现振水音。

3. 急性腹膜炎 急性弥漫性腹膜炎患者常呈急性危重病容，表情痛苦，冷汗，呼吸频速表浅。当咳嗽、呼吸、转动体位均使腹痛加剧，患者被迫采取仰卧位，双下肢屈曲。在毒血症后期，患者因高热、失水、不能进食和酸中毒等情况，表现为精神抑郁，面色灰白，皮肤及舌面干燥，眼球及两颊内陷，脉搏频数而无力。

视诊可见腹壁运动受限，腹式呼吸明显减弱或消失。当腹腔渗出液增多及肠管发生麻痹时，可显示腹部膨胀。触诊全腹出现典型的腹膜刺激征——腹壁紧张、压痛及反跳痛。溃疡穿孔时，可出现板状强直。如腹腔内有较多游离液体时，可叩出移动性浊音。胃肠穿孔时因气体进入腹腔以及肠麻痹，叩诊肝浊音区缩小或消失，听诊肠鸣音减弱或消失。

急性局限性腹膜炎时典型的腹膜刺激征局限在病变部。如局部已形成脓肿或炎症使附近的大网膜及肠襻粘连成团，则该处可触及压痛明显的包块。

4. 急性阑尾炎 早期阑尾炎常有低热，在炎症未累及腹膜壁层时，压痛可于上腹部或脐周围出现，且位置不固定。起病数小时后，右下腹部麦氏点有显著而固定的压痛及反跳痛，这是诊断阑尾炎的重要依据。医师加压于患者左下腹并突然松手时可引起右下腹痛，称为结肠充气试验阳性。嘱患者左侧卧位，双腿伸直，当使伸直的右腿向后过伸时引起右下腹痛，称为腰大肌征阳性，提示盲肠后位的阑尾炎。

当阑尾炎并发坏死、穿孔时，右下腹压痛及反跳痛更为明显，并有局部腹壁紧张。形成阑尾周围脓肿时，可触及压痛明显的包块。阑尾炎时直肠指诊可有局部明显触痛。

5. 急性胆囊炎 患者多呈急性病容，常取右侧卧位。呼吸表浅而不规则，一般中度发热，严重者可有失水及虚脱征象。有轻度或显著黄疸时，常提示合并胆总管结石或间质性肝炎。右上腹部稍膨隆，腹式呼吸受限，右肋下胆囊区有腹壁紧张、压痛及反跳痛。墨菲征阳性。伴胆囊积脓或胆囊周围脓肿者，于右上腹部可触及包块。如引起胆囊穿孔或胆汁性腹膜炎，可出现急性弥漫性腹膜炎的表现。

6. 急性胰腺炎　按病理通常分为两型。

（1）轻型（水肿型）：急性病容，表情痛苦，一般患者有不同程度的腹胀，无腹壁紧张与反跳痛。上腹部或左上腹部有中度压痛，但常与主诉腹痛不相符。

（2）重型（出血坏死型）：除上述水肿型一般表现外，往往有休克体征。起初上腹部有明显腹壁紧张、压痛及反跳痛。出现弥漫性腹膜炎时，则全腹有典型的腹膜刺激征。可叩出移动性浊音。出现明显腹胀和肠鸣音减弱或消失。当胰腺及胰周围大片坏死、渗出或并发脓肿时，上腹部可触及包块。部分以胰头病变为主的患者可有黄疸。少数患者因胰酶及坏死组织液穿过筋膜与肌层，渗入腹壁皮下，可见胁腹部皮肤或脐周皮肤呈青紫。

7. 肠梗阻　患者呈危重病容，表情痛苦，脱水貌，呼吸急促，脉搏增快，甚至出现休克。腹部膨胀，腹壁紧张，有压痛。绞窄性肠梗阻有反跳痛。机械性肠梗阻时，可见肠型及蠕动波，听诊肠鸣音亢进呈金属性音调。麻痹性肠梗阻时视诊无肠型，听诊肠鸣音减弱或消失。

二、脊柱病理体征

（一）脊柱弯曲度异常

1. 脊柱后凸　脊柱过度后弯称为脊柱后凸，也称为驼背，多发生于脊柱胸段。脊柱后凸时前胸凹陷，头颈部前倾。常见于：①小儿佝偻病：坐位时胸段明显均匀性向后弯曲，卧位时弯曲可消失。②青少年脊柱结核：棘突明显向后凸，形成特征性的成角畸形，病变常累及下胸段及腰段。③成年人强直性脊柱炎：脊柱胸段成弧形后凸，常有脊柱强直性固定，仰卧位时也不能伸直。④老年人脊柱后凸：胸椎明显后凸，常出现在胸段上半部。⑤发育期姿势不良、外伤引起的胸椎压缩性骨折等。

2. 脊柱前凸　脊柱过度向前弯曲，称为脊柱前凸，多发生于腰椎。其特点为病人腹部明显向前突，臀部明显向后突。多见于妊娠晚期、大量腹水、腹腔巨大肿瘤、髋关节结核及先天性髋关节后脱位等。

3. 脊柱侧凸　脊柱离开后正中线向左或向右偏曲，称为脊柱侧凸。侧凸可发生在胸段、腰段或胸、腰段联合发生。根据发生的性质可分为姿势性和器质性两种。

（1）姿势性侧凸：姿势性侧凸无脊柱结构的异常。脊柱的弯曲度多不固定，改变体位可使侧凸消失。见于儿童发育期坐或立位姿势不良、下肢长短不齐和肌力不平衡，如椎间盘突出症、脊髓灰质炎等。

（2）器质性侧凸：改变体位不能使侧凸得到纠正。常见于先天性斜颈、颈椎病、佝偻病、脊椎损伤、肺纤维化、胸膜肥厚、椎间盘突出、腰部外伤等。

（二）脊柱活动度受限

脊柱活动度受限常见于软组织损伤、骨质增生、椎间盘突出、脊椎骨折或脱位及骨质破坏等。

（三）脊柱压痛及叩击痛

脊柱某一部位有压痛及叩击痛，提示该处有病变或损伤，如脊柱结核、脊椎骨折、脊椎肿瘤、椎间盘突出等。

三、四肢病理体征

（一）肢体的形态改变

1. 匙状甲　又称反甲，指甲中央凹陷，边缘翘起，指甲变薄，表面粗糙有条纹，似匙状（图8-8）。多见于缺铁性贫血，偶见于风湿热、甲癣等。

2. 杵状指（趾）　又称槌状指（趾），手指（足趾）末端指（趾）节明显增宽、增厚（图8-9），指（趾）甲从根部到末端呈拱形隆起，使指（趾）端背面的皮肤与指（趾）甲所构成的基底角≥180°。常见于：①呼吸系统疾病：如支气管扩张、支气管肺癌、慢性肺脓肿、脓胸等。②某些心血管疾病：如发绀型先天性心脏病、亚急性感染性心内膜炎等。③营养障碍性疾病：如肝硬化、吸收不良综合征等。

3. 指关节变形

（1）梭形关节：双侧对称性指骨间关节增生、肿胀，呈梭形畸形，早期局部红肿疼痛，晚期明显强直，活动受限，手腕及手指向尺侧偏斜（图8-10）。见于类风湿性关节炎。

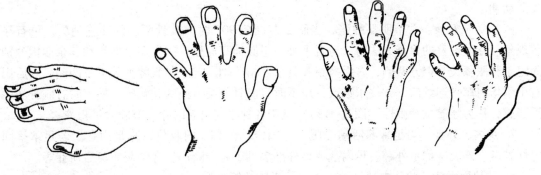

　图8-8　匙状甲　　　　图8-9　杵状指　　　　　　图8-10　梭形关节

（2）爪形手：手关节呈鸟爪样变形。见于进行性肌萎缩、脊髓空洞症等，第4、5指爪形手见于尺神经损伤。

4. 腕关节变形

（1）滑膜炎：多在腕关节背面和掌面出现结节状隆起，触之柔软，可有压痛，多影响关节活动。常见于类风湿性关节炎。

（2）腱鞘囊肿：为发生在腕关节背面或桡侧的圆形无痛性隆起，触之坚韧，推之可沿肌腱的平行方向稍微移动，见于肌腱过度活动。

另外腱鞘纤维脂肪瘤、腕关节及其附近的软组织炎症、外伤与骨折等，也使腕关节变形。

5. 膝内、外翻　膝内翻或膝外翻见于佝偻病及大骨节病（图8-11）。

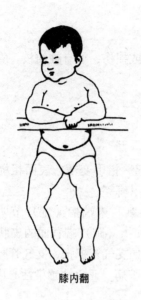
膝内翻

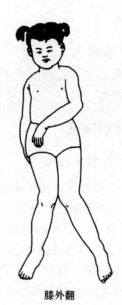
膝外翻

图 8 – 11　膝内、外翻

6. 膝关节变形

（1）关节炎：两侧膝关节形态不对称，红、肿、热、痛，活动障碍，见于风湿性关节炎活动期。

（2）关节积液：关节明显肿胀，当膝关节屈成 90°时，髌骨两侧的凹陷消失，可有浮髌现象。浮髌现象的检查方法为：患者平卧，患肢伸直放松，医生左手拇指和其余四指分别固定于肿胀膝关节上方两侧，右手拇指和其余四指分别固定于肿胀膝关节下方两侧，然后用右手示指将髌骨连续向下方按压数次，压下时有髌骨与关节面的碰触感，松手时有髌骨随手浮起感，称为浮髌试验阳性（图 8 – 12）。见于各种原因引起的膝关节腔大量积液。

7. 足内、外翻　当足掌部活动受限，呈固定性内翻、内收位，称足内翻。若足掌呈固定性外翻、外展，称足外翻。足内翻或足外翻多见于先天畸形、脊髓灰质炎后遗症等。

8. 肢端肥大症　肢体末端异常粗大。见于肢端肥大症。

9. 骨折与关节脱位　骨折可使肢体缩短变形，局部肿胀、压痛，有时可触到骨擦感或听到骨擦音。关节脱位可见关节畸形，并有疼痛、肿胀、瘀斑、关节功能障碍等。

10. 肌萎缩　肢体肌肉体积缩小，松弛无力。见于脊髓灰质炎、周围神经损害、肌炎和长期肢体废用等。

11. 下肢静脉曲张　多见于小腿，静脉如蚯蚓状怒张、弯曲，久立加重，卧位抬高下肢减轻，重者小腿有肿胀感，局部皮肤颜色暗紫或有色素沉着，甚至形成溃疡，经久不愈。见于长期从事站立性工作者或栓塞性静脉炎。

12. 水肿　单侧肢体水肿多因静脉淤血或淋巴液回流受阻所致。多见于血栓性静脉炎、肿瘤压迫、肢体偏瘫、丝虫病等。如淋巴管长期阻塞，可使淋巴管扩张、破裂，淋巴液外溢致纤维组织大量增生，皮肤增厚，按压无凹陷，称为象皮肿。双下肢水肿，常见于心脏、肾

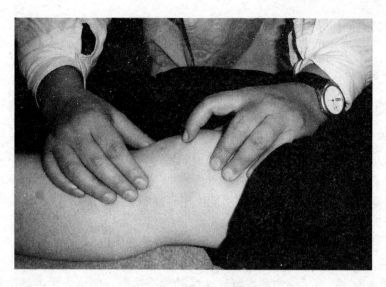

图 8 - 12 浮髌试验检查法

脏、肝脏、营养不良及内分泌疾病。

13. 痛风性关节炎 关节僵硬、肥大或畸形，也可在关节周围形成结节样痛风石，甚至局部破溃成瘘管，经久不愈。最常累及手指末节及跖趾关节，其次为踝、腕、膝、肘关节等。

（二）运动障碍

肢体的运动功能是在神经的协调下由肌肉、肌腱带动关节活动来完成的，其中任何一个环节受损害都会引起随意运动或关节活动幅度等功能障碍。见于相应部位骨折、脱位、炎症、肿瘤、关节的退行性变及肌腱软组织损伤等。

（天津中医药大学　韩力军）

实习九　神经系统检查

【实习学时】

3 学时。

【目的要求】

掌握神经系统的体格检查方法，熟悉其正常征象。

【实习方法】

由教师做示范性检查，边检查边讲解检查的方法及正常现象。然后每两位学生为一组，相互检查，教师巡回指导，随时纠正学生互相检查中的错误。

【实习内容】

一、脑神经检查

1. 嗅神经　被检查者闭目并用手指压闭一侧鼻孔，检查者拿盛有特殊气味溶液的小瓶或物品（如香皂、牙膏、香烟等，但醋酸、酒精等可刺激三叉神经末梢，不宜用于嗅觉检查）置于被检查者另一侧鼻孔下，让被检查者辨别气味。再用同样的方法检查另一侧鼻孔，了解被检查者双侧嗅觉是否正常。注意不能使用有强烈刺激性的物品（如氨水等），也不能用被检查者不熟悉的物品。

正常时，被检查者两侧鼻孔都能闻出特殊气味并能准确说出溶液的名称。

2. 视神经

（1）视野检查法：有手动法和视野计法两种检查法，一般可先用手动法粗略测定。检查者应为视野正常者。方法为：被检查者背光与检查者相对而坐，距离约65～100cm，各用手遮住相对一眼（如被检查者为右眼，则检查者为左眼），并相对凝视保持不动。检查者置手指于两人等距离中间，在上、下、左、右等不同方位从外周逐渐向眼的中央部移动，嘱被检查者发现手指时立即示意（图9-1）。检查完一眼，以同样的方法检查另一眼。

如被检查者与检查者在不同方位均能同时看到手指时视野大致正常；如被检查者在某方向上，当检查者看到手指后再移动一定距离被检查者才看到，为视野缺失。

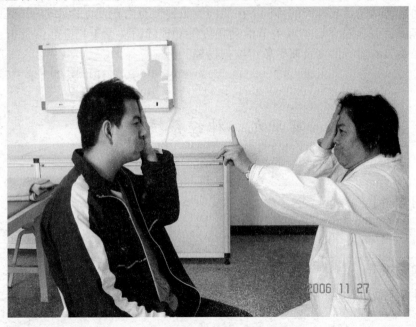

图9-1　视野检查法

如疑有视野缺失时，要进一步用视野计作精确测定。

（2）眼底检查：需借助检眼镜（眼底镜），为不影响观察瞳孔，无需散瞳。检查时被检查者背光而坐，眼球正视前方，查右眼时，检查者站在被检查者右侧，右手持检眼镜，右眼观察眼底。主要观察视神经乳头、视网膜血管、黄斑区、视网膜各象限是否有异常改变（图9-2）。以同样的方法检查另一只眼。

正常人视神经乳头为淡红色，呈圆形或椭圆形，边界清楚。动脉较细，色鲜红，静脉较粗，色暗红，动、静脉管径之比为2：3。视网膜全部为鲜橘红色，黄斑位于视乳头颞侧偏下方，呈暗红色，在其中央有一小反光点。

3. 动眼、滑车、展神经 通过检查眼球运动、眼裂、眼球位置和瞳孔来反映这三对脑神经的功能。因滑车神经单独麻痹很少见，动眼神经、滑车神经、展神经这三对脑神经又共同支配眼球的运动，故一并检查。

检查应从眼外部开始，先比较两侧眼裂的大小，有无上眼睑下垂。再检查眼球有无突出、凹陷，有无斜视，眼球运动有无受限，受限方向及程度，有无复视和眼球震颤。最后了解并对比两侧瞳孔的大小、形状、对光反射、调节和聚合反射等（详见实习一）。

4. 三叉神经 检查感觉分别在三个分支体表分布区（图9-3）检查触觉、痛觉和温度觉，其方法详见下文"感觉功能检查"。运动功能的检查要先观察被检查者的咀嚼肌和颞肌有无萎缩，然后嘱被检查者做咬合动作，检查者触诊其两肌，比较两侧的肌力有无减低，最后嘱被检查者张口，注意有无下颌偏斜。

正常时面部无感觉障碍。

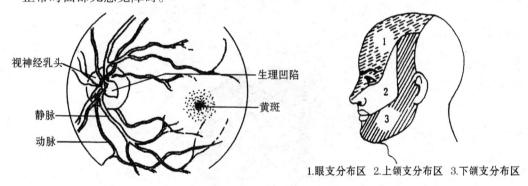

1.眼支分布区 2.上颌支分布区 3.下颌支分布区

图9-2 眼底示意图（左侧）　　　　　　图9-3 三叉神经感觉神经的体表分布

5. 面神经 检查法：①检查面肌运动：嘱被检查者做皱额、皱眉、闭眼、露齿、鼓腮、吹口哨等动作，观察两侧额纹有无消失，眼裂有无增宽、闭合障碍，鼻唇沟有无变浅，能否露齿、鼓腮、吹口哨。然后，观察两侧运动是否对称，口角是否下垂或歪向一侧。②检查味觉：嘱被检查者伸舌，用棉签蘸不同味道的物质（如糖水、盐水或醋等）涂于一侧前2/3舌面，测试味觉，试完一种味道漱口后再试另一种味道，试完一侧再试另一侧，两侧对比。

正常时被检查者两侧额纹存在，眼裂无增宽，无闭合障碍，鼻唇沟无变浅，能露齿、鼓腮、吹口哨，口角无歪斜。两侧舌前2/3味觉正常。

6. 位听神经 包括蜗神经和前庭神经。前者传导听觉，后者传导平衡觉。

（1）听力：检查法详见实习一。为了区别传导性耳聋与感音性耳聋需做 Rinne 试验与 Weber 试验。Rinne 试验又称气导骨导比较试验，检查法是将 128Hz 的振动音叉柄部顶置于被检查者一侧乳突部，被检查者可听到振动的音响（骨导），当被检查者表示音响消失时，迅速将音叉移至该侧外耳道口（气导），如仍能听到音响，表示气导大于骨导或 Rinne 试验阳性（图9-4）。以同样的方法检测另一耳，正常时气导大于骨导。Weber 试验又称双耳骨导比较试验，将震动的音叉柄部顶置于被检查者额顶正中处，正常时两侧听音相等（图 9-5）。

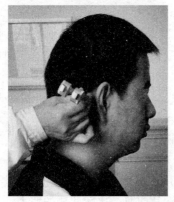 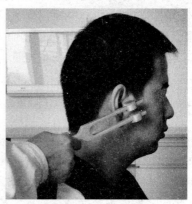

图9-4   Rinne 试验检查法

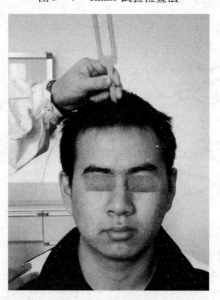

图9-5   Weber 试验检查法

（2）前庭神经：被检查者直立，两足并拢，两手向前平伸，观察被检查者睁眼、闭眼时能否站稳。正常时睁眼、闭眼都能站稳。还可通过外耳道灌注冷热水试验或旋转试验，观察有无前庭功能障碍所致的眼球震颤反应减弱或消失，来判断前庭功能。

7. 舌咽和迷走神经　被检查者头后仰，口张大并发"啊"音，此时检查者用压舌板在舌的前2/3与后1/3交界处迅速压下，观察两侧软腭是否上抬，悬雍垂是否居中，发音是否嘶哑。正常时口张大并发"啊"音，两侧软腭上抬，悬雍垂居中，发音无嘶哑。最后用压舌板轻轻刺激咽部，若有恶心动作则咽反射正常。

8. 副神经　观察被检查者两侧胸锁乳突肌和斜方肌有无萎缩，有无斜颈和垂肩。然后嘱被检查者耸肩和转头，检查者用手做对抗动作，比较两侧肌力（图9-6）。

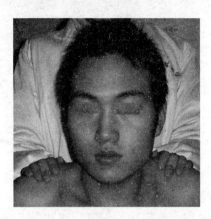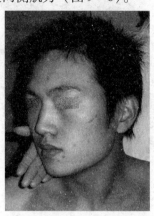

图9-6　副神经检查法

正常时两侧胸锁乳突肌和斜方肌无萎缩，无斜颈和垂肩，肌力5级。

9. 舌下神经　被检查者伸舌，观察舌尖方向、有无舌肌萎缩和震颤。正常伸舌时舌尖居中，无舌肌萎缩和震颤。

二、感觉功能检查

检查感觉时被检查者必须意识清醒。让被检查者先了解检查的目的和方法，以取得充分配合，并嘱被检查者闭目，以免主观臆断，也要避免暗示性问话，以获取准确的临床资料。检查时一般从上到下，如有感觉缺失宜从感觉缺失区向正常部位逐步移行进行，如感觉过敏也可由正常区移向障碍区。注意左右两侧对比，远端与近端对比，必要时可多次重复检查。特殊感觉（视、嗅、味觉等）在前面已检查，下面检查一般感觉。

1. 浅感觉检查　被检查者闭目，痛觉用叩诊锤的针尖轻刺皮肤，触觉用棉絮轻触被检查者皮肤，正常时被检查者均能回答出相应感觉（图9-7）。温度觉分别用盛有0℃～10℃冷水的试管和盛有40℃～50℃热水的试管交替接触被检查者皮肤，让被检查者辨别冷热。

2. 深感觉检查　被检查者闭目。

（1）位置觉：将被检查者肢体摆成某一姿势，让被检查者说出该姿势或用对侧肢体模仿。正常时能说出或模仿出该姿势。

（2）振动觉：将振动的音叉柄端置于骨隆起处，如桡骨茎突、尺骨小头、内踝或外踝，让被检查者回答有无振动的感觉和持续的时间，正常时能感觉出振动。

3. 复合（皮层）感觉检查　被检查者闭目。

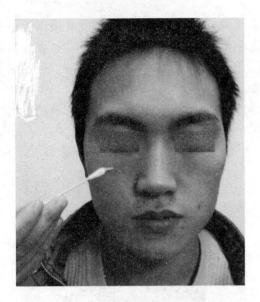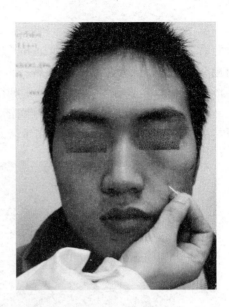

图9-7　浅感觉检查法（触觉和痛觉）

（1）定位觉：用叩诊锤柄端轻触被检查者皮肤，让被检查者指出被触部位。

（2）立体觉：让被检查者用单手触摸常用物品，如钥匙、钢笔、纽扣等，说出名称、形状等。

（3）两点鉴别觉：用分开一定距离的两尖端接触被检查者的皮肤，两点需同时刺激，用力相等，如感觉为两点，再缩小两尖端的距离，直至被检查者感觉为一点，测量感觉为两点的最小距离（图9-8）。身体各部对两点辨别觉的敏感度不同，以舌尖、鼻端、手指最敏感，距离最小，指尖为2~4mm，手背2~3cm，四肢近端和躯干最差，躯干为6~7cm。

（4）图形觉：用钝物在被检查者皮肤上画出简单图形，如三角形、方形、圆形等，请被检查者辨别（图9-9）。正常时均能说出相应的部位和图形名称。

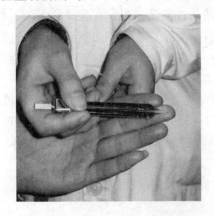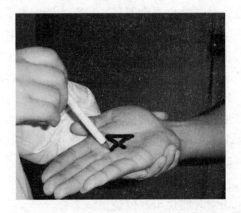

图9-8　两点鉴别觉检查法　　　　　图9-9　图形觉检查法

三、运动功能检查

1. 肌力测定 嘱被检查者以关节为中心做肌群的伸、屈、内收、外展、旋前、旋后等动作，检查者从相反方向测试被检查者对阻力的克服力量（图 9 – 10）。

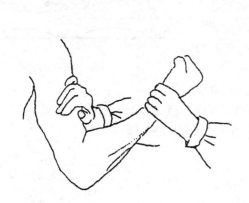 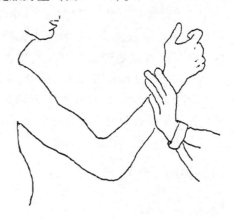

图 9 – 10 肌力检查法

肌力分级：0 级：无肢体活动，也无肌肉收缩，即完全性瘫痪；1 级：可见肌肉收缩，但无肢体活动；2 级：肢体能在床面上做水平移动，但不能抬起；3 级：肢体能抬离床面，但不能抵抗阻力；4 级：能做抵抗阻力的动作，但较正常差；5 级：正常肌力。

2. 肌张力测定 持被检查者完全放松的肢体以不同的速度和幅度对各个关节进行被动运动，检查者所感到的阻力的大小就是肌张力的强度。也可触摸肌肉的硬度来判断肌张力的强度，注意两侧对比。

3. 共济运动检查 小脑、前庭神经、视神经、深感觉及锥体外系均参与共济运动。

（1）指鼻试验：被检查者用示指尖触及前方 0.5m 处检查者的示指，再触及自己的鼻尖，以不同方向、速度、睁眼与闭眼反复进行，两侧比较（图 9 – 11），观察是否稳准。

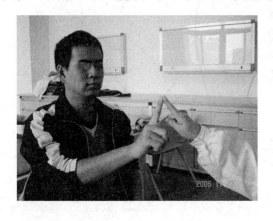 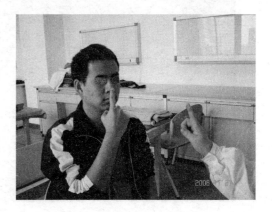

图 9 – 11 指鼻试验

（2）对指试验：让被检查者两上肢向外展开，伸出两个示指，再使两示指在前方快速相碰，先睁眼后闭眼，反复进行，观察动作是否稳准。

（3）轮替动作：让被检查者伸直手掌，快速做旋前、旋后动作，先睁眼后闭眼，反复进行，观察其协调动作。

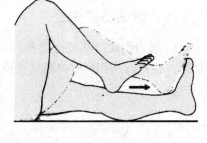

图 9 – 12　跟 – 膝 – 胫试验

（4）跟 – 膝 – 胫试验：被检查者仰卧，上抬一侧下肢，使其足跟放置对侧膝盖，再让被检查者沿胫骨前缘向下移动，观察其动作是否稳准（图 9 – 12）。

（5）闭目难立试验：让被检查者两足并拢，两臂向前平举，然后闭眼，观察其有无摇晃或倾倒。如出现摇摆不稳或倾倒为阳性。

正常人动作协调，稳准。如动作笨拙和不协调时，称为共济失调。

四、神经反射检查

（一）浅反射

1. 角膜反射　被检查者注视内上方，检查者用细棉絮轻触被检查者角膜外缘，正常时该侧眼睑迅速闭合，称为直接角膜反射；对侧眼睑也同时闭合，称为间接角膜反射（图 9 – 13）。

正常时直接、间接角膜反射均存在。

2. 腹壁反射　被检查者仰卧，两下肢稍屈曲使腹壁松弛，然后用叩诊锤柄部末端钝尖部迅速从外向内分别轻划两侧上、中、下腹部皮肤（图 9 – 14）。

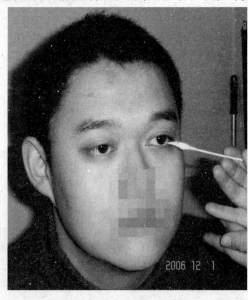

图 9 – 13　角膜反射检查法

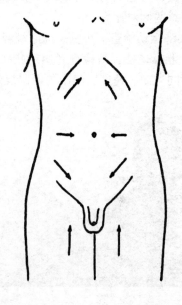

图 9 – 14　腹壁反射和提睾反射的检查法

正常人在受刺激部位出现腹肌收缩。

3. 提睾反射　男性被检查者仰卧，双下肢伸直，用叩诊锤柄部末端钝尖部从下到上分别轻划两侧大腿内侧皮肤（图9-14）。

健康人可出现同侧提睾肌收缩，睾丸上提。

（二）深反射

检查时被检查者肢体应尽量放松才易引出，注意两侧对比。检查法如下：

1. 肱二头肌反射　检查者以左手托扶被检查者屈曲的肘部，拇指置于肱二头肌肌腱上，右手用叩诊锤叩击检查者左手拇指。正常时出现肱二头肌收缩，前臂快速屈曲（图9-15）。

2. 肱三头肌反射　被检查者半屈肘关节，上臂稍外展，检查者左手托扶被检查者肘部，右手用叩诊锤直接叩击尺骨鹰嘴突上方的肱三头肌肌腱附着处。正常时肱三头肌收缩，出现前臂伸展（图9-16）。

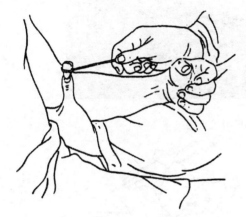
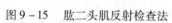
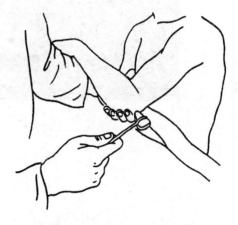

图9-15　肱二头肌反射检查法　　　　　图9-16　肱三头肌反射检查法

3. 桡骨骨膜反射　检查者左手托扶被检查者腕部，并使腕关节自然下垂，用叩诊锤轻叩桡骨茎突。正常时肱桡肌收缩，出现屈肘和前臂旋前（图9-17）。

4. 膝反射　坐位检查时小腿完全松弛下垂，仰卧位检查时检查者在其腘窝处托起下肢，使髋、膝关节屈曲，用叩诊锤叩击髌骨下方之股四头肌腱。正常时出现小腿伸展（图9-18）。

5. 踝反射　被检查者仰卧，下肢外旋外展，髋、膝关节稍屈曲，检查者左手将被检查者足部背伸成直角，右手用叩诊锤叩击跟腱。正常为腓肠肌收缩，出现足向跖面屈曲（图9-19）。

6. 霍夫曼征　检查者左手托住被检查者的腕部，右手示指和中指夹持被检查者中指，稍向上提，使腕部处于轻度过伸位，用拇指快速弹刮被检查者中指指甲。如引起其余四指轻度掌屈反应为阳性（图9-20）。

7. 阵挛　阵挛是腱反射高度亢进的表现。阵挛分为髌阵挛和踝阵挛。

（1）髌阵挛：被检查者仰卧，下肢伸直，检查者用拇指与示指捏住髌骨上缘，用力向下快速推动数次，保持一定的推力。阳性反应为股四头肌节律性收缩使髌骨上下运动（图9-21）。

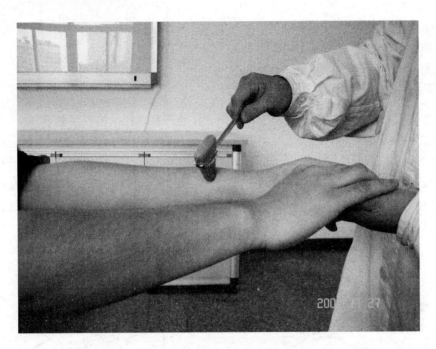

图 9 – 17   桡骨骨膜反射检查法

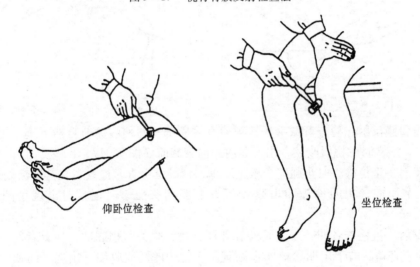

仰卧位检查   坐位检查

图 9 – 18   膝反射检查法

（2）踝阵挛：被检查者仰卧，检查者用左手托住腘窝，使髋、膝关节稍屈曲，右手紧贴被检查者脚掌，用力使踝关节过伸。阳性表现为该足节律性持续地屈伸（图 9 – 22）。

正常时肱二头肌反射、肱三头肌反射、桡骨骨膜反射、膝反射、踝反射均存在，无增强与减弱；霍夫曼征、阵挛均阴性。

（三）病理反射征

1. 巴宾斯基征   被检查者仰卧，髋、膝关节伸直，检查者手持被检查者踝部，用叩诊

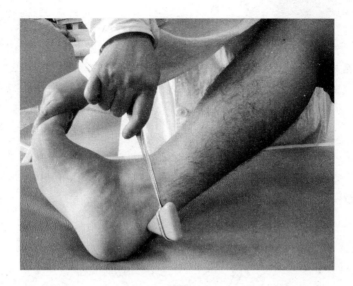

图 9 - 19　踝反射检查法

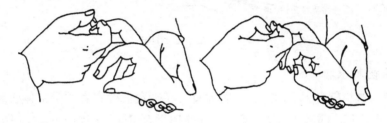

图 9 - 20　霍夫曼征检查法

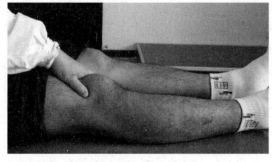

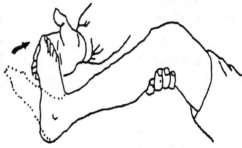

图 9 - 21　髌阵挛检查法　　　　　　　图 9 - 22　踝阵挛检查法

锤柄部的钝尖部在足底外侧从后向前快速轻划至小趾根部，再转向拇趾侧（图 9 - 23）。正常出现足趾向跖面屈曲，称巴宾斯基征阴性。如出现拇趾背伸，其余四趾呈扇形分开，称巴宾斯基征阳性。

　　2. 奥本海姆征　检查者用拇指和示指沿被检查者胫骨前缘用力由上向下滑压。正常表现及阳性表现同巴宾斯基征（图 9 - 23）。

　　3. 戈登征　检查者用手以适当力量握捏腓肠肌。正常表现及阳性表现同巴宾斯基征

（图 9 - 23）。

4. 查多克征　检查者用叩诊锤柄部末端钝尖部在被检查者外踝下方由后向前轻划至跖趾关节处止。正常表现及阳性表现同巴宾斯基征（图 9 - 23）。

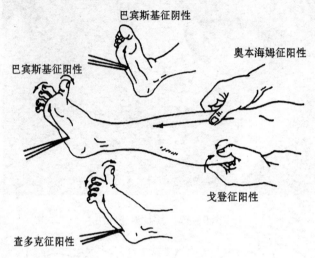

图 9 - 23　几种锥体束征检查法

（四）脑膜刺激征

1. 颈强直　被检查者去枕仰卧，下肢伸直，在确定被检查者颈椎椎体或颈髓没有外伤后，检查者左手托其枕部做被动屈颈动作。正常时下颏可贴近前胸。如下颏不能贴近前胸且检查者感到有抵抗感，被检查者感颈后疼痛为阳性。

2. 凯尔尼格征　被检查者去枕仰卧，一腿伸直，检查者将另一下肢先屈髋、屈膝成直角，然后抬小腿伸直其膝部。正常人膝关节可伸达 135°以上。如小于 135°时就出现抵抗，且伴有疼痛及屈肌痉挛时为阳性。以同样的方法再检查另一侧（图 9 - 24）。

3. 布鲁津斯基征　被检查者去枕仰卧，双下肢自然伸直，检查者左手托被检查者枕部，右手置于被检查者胸前，使颈部前屈，如两膝关节和髋关节反射性屈曲为阳性（图 9 - 25）。

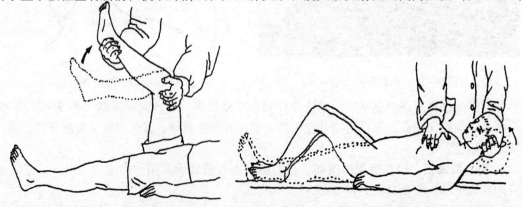

图 9 - 24　凯尔尼格征检查法　　　　图 9 - 25　布鲁津斯基征检查法

（五）拉塞格征

被检查者仰卧，两下肢伸直，检查者一手压在一侧膝关节上，使下肢保持伸直，另一手将下肢抬起。正常可抬高 70°以上。如不到 30°即出现由上而下的放射性疼痛为阳性。以同样的方法再检查另一侧（图 9 – 26）。

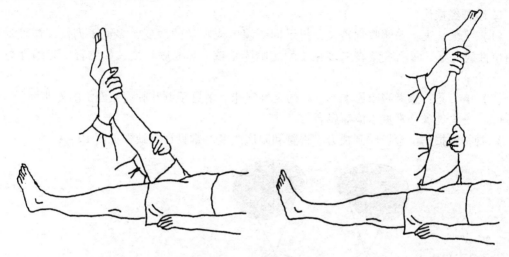

图 9 – 26　拉塞格征检查法

实习十　神经系统病理体征检查

【实习学时】

3 学时。

【目的要求】

掌握神经系统的病理体征及其临床意义。

【实习方法】

教师应先在病房找好典型的病理体征。教师带领学生到病床旁，教师示教，学生观察及体会，然后由学生说明其特征，教师加以补充或纠正并讲解其临床意义。实习结束后写出符合病历要求的体检报告，交指导教师批改，并在下一次实习时分析其中具有普遍性的问题。

【实习内容】

一、脑神经损伤

1. 嗅神经损伤

（1）嗅觉丧失：一侧嗅觉丧失，提示同侧嗅球或嗅丝的病变，多见于创伤、蝶鞍附近的占位性病变等。两侧嗅觉丧失多见于颅底脑膜结核、鼻黏膜病变，如感冒、萎缩性鼻炎等。

（2）嗅幻觉：患者嗅出原本不存在的某种气味。多见于颞叶肿瘤或癫痫的先兆期。

（3）嗅觉过敏：常见于癔症患者。

2. 视神经损伤 会影响到视力、视野和眼底改变。常见视野缺失见图 10 - 1。

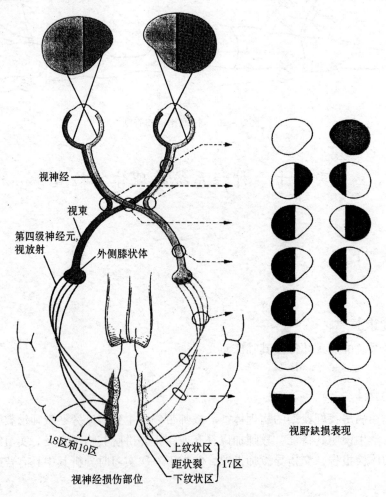

图 10 - 1   常见视野缺损示意图

常见疾病眼底改变见表10－1。

表10－1 常见疾病眼底改变

常见疾病	眼底改变
颅内压升高	出现视神经乳头水肿，表现为视乳头隆起、水肿，边缘模糊不清，静脉淤血和迂曲，并可见火焰状出血
高血压、动脉硬化	早期为视网膜动脉痉挛。硬化期为视网膜动脉变细，反光增强，有动静脉交叉压迫现象，动脉呈铜丝状或银丝状。晚期视乳头周围有火焰状出血，棉絮状渗出物，严重时有视乳头水肿
糖尿病	Ⅰ期：微血管瘤，出血； Ⅱ期：微血管瘤，出血并有硬性渗出； Ⅲ期：出现棉絮状软性渗出； Ⅳ期：新生血管形成，玻璃体出血； Ⅴ期：机化物增生； Ⅵ期：继发性视网膜脱离，失明
白血病	视乳头边界不清，视网膜血管色淡，血管曲张、弯曲，视网膜上有带白色中心的出血斑及渗出物
原发性视神经萎缩	视神经乳头色苍白，边界清晰

3. 动眼、滑车、展神经损伤

（1）动眼神经麻痹：出现眼睑下垂，眼球向内、向上及向下活动受限而出现外斜视和复视，并有瞳孔散大，调节和聚合反射消失。

（2）滑车神经麻痹：单独麻痹很少见，眼球向下及向外运动减弱，向下看时出现复视，但多无斜视。

（3）展神经麻痹：眼球不能外展，出现内斜视和复视。多见于脑肿瘤、结核性脑膜炎、脑出血、脑疝等。如一侧脑干、丘脑或颈上交感神经节受损时，出现患侧眼裂变小，瞳孔缩小，眼球轻度内陷，可伴有同侧面部少汗或无汗，称为霍纳综合征。

4. 三叉神经损伤

（1）感觉支病变：可出现相应分布区的感觉减退、丧失或疼痛。三叉神经痛常为突然发作的一侧面部剧痛，可在三个分支的出面骨孔（眶上孔、上颌孔和颏孔）处有压痛点，且按压时可诱发疼痛。

（2）运动支病变：一侧运动支受损，患者可出现张口时下颌偏向患侧，该侧咀嚼肌萎缩，肌力减弱；两侧运动支受损时，患者口半张，不能咀嚼。常见于牙根脓肿、龋齿、鼻窦炎、下颌关节病变、颅脑损伤或肿瘤等。

5. 面神经麻痹 分为中枢型和周围型两型。

（1）中枢型：为核上组织（包括皮质、皮质脑干纤维、内囊、脑桥等）受损时引起，出现病灶对侧颜面下部肌肉麻痹。从上到下表现为鼻唇沟变浅，露齿时口角下垂（或称口角歪向病灶侧，即瘫痪面肌对侧），不能吹口哨和鼓腮等（图10－2）。多见于脑血管病变、脑肿瘤和脑炎等。

（2）周围型：为面神经核或面神经受损时引起。出现病灶同侧全部面肌瘫痪，从上到

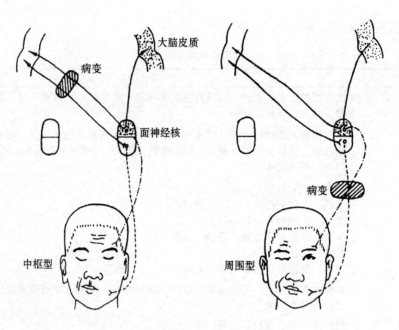

图 10 - 2   中枢型和周围型面神经麻痹的面部表现（让患者闭眼时）

下表现为不能皱额、皱眉、闭目，角膜反射消失，鼻唇沟变浅，不能露齿、鼓腮、吹口哨，口角下垂（或称口角歪向病灶对侧，即瘫痪面肌对侧）（图 10 - 2）。多见于受寒、耳部或脑膜感染、神经纤维瘤引起的周围型面神经麻痹。此外，还可出现舌前 2/3 味觉障碍等。

6. 听神经损害   听力障碍为耳聋，耳聋分为传导性耳聋、感音性耳聋、混合性耳聋、功能性耳聋四种。传导性耳聋与感音性耳聋的鉴别见表 10 - 2。传导性耳聋多见于外耳道与中耳的病变，如外耳道异物或耵聍、鼓膜穿孔和中耳炎等。感音性耳聋多见于内耳、蜗神经、蜗神经核、核上听觉通路病变，如迷路炎、药物（如链霉素、卡那霉素）中毒、脑肿瘤及炎症等。混合性耳聋多见于老年性耳聋、慢性化脓性中耳炎等。功能性耳聋（患者自觉有耳聋，但检查时无听力丧失或与自觉症状程度不符）见于癔症。

表 10 - 2   传导性耳聋与感音性耳聋的音叉试验鉴别

	传导性耳聋	感音性耳聋
Rinne 试验	骨导 > 气导	气导 > 骨导（两者均缩短或消失）
Weber 试验	患侧音响较强（阳性）	健侧音响较强（阴性）

前庭功能受损时可出现眩晕、呕吐，激发试验眼球震颤减弱或消失，平衡障碍等，如Meniere病等。

7. 舌咽和迷走神经麻痹

（1）延髓麻痹：舌咽、迷走神经或其核受损时出现声音嘶哑，吞咽困难，咽部感觉丧失，咽反射消失，常伴舌肌萎缩及震颤等，称延髓麻痹（球麻痹）。如一侧受损时症状较轻，表现为病侧软腭不能上举，悬雍垂偏向健侧，病侧咽反射消失。多见于脑炎、脊髓灰质炎、多发性神经炎、鼻咽癌转移等。

（2）假性延髓麻痹：核上受损只有两侧都受损时才出现临床表现。但与延髓性麻痹表现不同的是咽部感觉存在，咽反射亢进，无舌肌萎缩和震颤，常伴有强哭、强笑等，称假延髓性麻痹。较少见，可发生于两侧脑血管病及脑炎等。

8. 副神经麻痹　一侧副神经或其核受损时，该侧垂肩，耸肩无力，头不能转向对侧或转头无力。见于副神经损伤和颈椎骨折等。两侧核上同时损伤较少见。

9. 舌下神经麻痹　一侧舌下神经或其核受损时，病侧舌肌瘫痪，伸舌时舌尖偏向病侧，且舌肌萎缩，舌肌震颤（图10-3）。多见于多发性神经炎和脊髓灰质炎等。

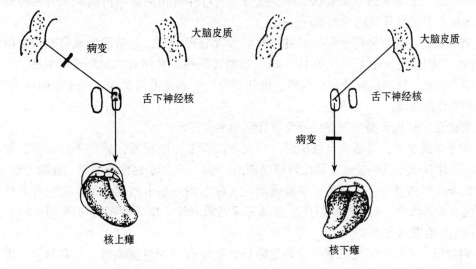

大脑皮质　大脑皮质

病变

舌下神经核　舌下神经核

病变

核上瘫　核下瘫

图10-3　舌肌瘫痪

一侧舌下神经核上受损时，病灶对侧舌肌瘫痪，伸舌时舌头偏向病灶对侧，但无舌肌萎缩，也无舌肌震颤。多见于脑外伤、脑肿瘤和脑血管病等。

二、感觉功能障碍

（一）感觉障碍

1. 疼痛　①局部痛：是感受器或神经末梢的病变，如神经炎所致的疼痛。②牵涉痛：肝胆疾患时，右上腹疼痛牵涉到右肩部疼痛；急性心肌梗死时，心前区疼痛牵涉到左肩、左臂尺侧疼痛等。③放射痛：指神经根、神经干扩散到所支配的区域，如椎间盘脱出时可有坐骨神经痛。④烧灼性神经痛：可见于交感神经不完全损伤时，多发生于正中神经或坐骨神经。除疼痛外，还可有局部皮肤潮红、毛发增加、指甲增厚等营养障碍的表现。

2. 感觉减退、感觉缺失　是感觉神经遭受破坏性损害，使冲动部分或全部不能传导所致。

3. 感觉异常　如痒感、痛感、麻木感、肿胀感、针刺感、蚁走感、沉重感、束带感、冷热感等。常见于感觉神经不完全损害。

4. 感觉过敏　指轻微的刺激引起强烈的感觉，如棉花触及皮肤就能引起疼痛。常见于多发性神经炎和带状疱疹等。

5. 感觉过度　一般发生在感觉障碍的基础上，感觉刺激阈增高，达到阈值时产生一种强烈的定位不明确的不适感，且持续一段时间才消失。见于丘脑和周围神经损害。

6. 感觉分离　指在同一区域内，一种或数种感觉缺失而其他感觉存在，如脊髓空洞症或脊髓内肿瘤时出现痛觉、温觉缺失而触觉存在。

（二）感觉障碍的类型

1. 末梢型　感觉障碍呈手套状、袜子状分布，可伴有相应区域内运动及自主神经功能障碍。多见于多发性神经病（图10-4）。

2. 神经根型　感觉障碍范围与某神经根的节段分布一致，呈节段形或带状，在躯干呈横轴走向，在四肢呈纵轴走向（图10-4）。疼痛较剧烈，常伴有放射痛或麻木感，是脊神经后根损伤所致，该神经根部可有压痛、皮肤变薄、充血及毛发稀少。见于椎间盘突出症、颈椎病和神经根炎等。

3. 脊髓型　根据脊髓受损程度分为横贯型和半横贯型。

（1）脊髓横贯型：脊髓完全被横断。病变平面以上完全正常，病变平面以下各种感觉均缺失，并伴有截瘫或四肢瘫，尿便障碍（图10-4）。多见于急性脊髓炎、脊髓外伤等。

（2）脊髓半横贯型：仅脊髓一半被横断，又称布朗-塞卡尔综合征。病变对侧损伤平面以下痛、温觉障碍，病变同侧损伤平面以下深感觉障碍，痉挛性瘫痪（图10-5）。见于脊髓外肿瘤和脊髓外伤等。

4. 内囊型　表现为病变对侧半身感觉障碍，常伴有病变对侧偏瘫、同向偏盲，即三偏征（图10-4）。病变部位在内囊，常见于脑血管疾病。

5. 脑干型　因延髓较脊髓宽，各种感觉传导束也较分散，如病变较局限时，可发生分离性感觉障碍。如累及一侧三叉神经脊束、脊束核及交叉的脊髓丘脑侧束时可产生交叉性偏身感觉障碍，其特点为同侧面部感觉缺失和对侧躯干及肢体感觉缺失（图10-4）。见于炎症、肿瘤和血管病变。

6. 皮质型　大脑皮质发生损害时，感觉障碍局限于身体的一部分，其特点为上肢或下肢感觉障碍，并有复合感觉障碍（图10-4）。如一侧病变较广泛而出现对侧半身感觉障碍，也常是上肢重于下肢，肢体远端重于近端，复合感觉及深感觉重于浅感觉。

三、运动功能障碍

（一）随意运动异常

随意运动的异常称为瘫痪。根据病损程度不同，分为完全性瘫痪（肌力0级）和不完全性瘫痪（肌力1~4级）。根据病变部位不同，又分为中枢性瘫痪和周围性瘫痪（或称上运动神经元瘫痪和下运动神经元瘫痪）。按肌张力的高低分为痉挛性瘫痪（即硬瘫）和松弛性瘫痪（即软瘫）。按瘫痪的形式不同，又分为单瘫、偏瘫、截瘫、四肢瘫、交叉瘫等。

中枢性瘫痪与周围性瘫痪的鉴别见表10-3。

中枢性瘫痪常见类型及其临床特点见表10-4。

表 10 – 3　　　　　　　　　　　　中枢性瘫痪与周围性瘫痪的鉴别

	中枢性瘫痪	周围性瘫痪
瘫痪分布	范围较广，可为偏瘫、单瘫或截瘫	范围较局限，以肌群为主
深反射	亢进	减弱或消失
肌张力	过高	过低或缺失
病理反射	有	无
肌萎缩	不明显	较明显
肌束颤动	无	可有

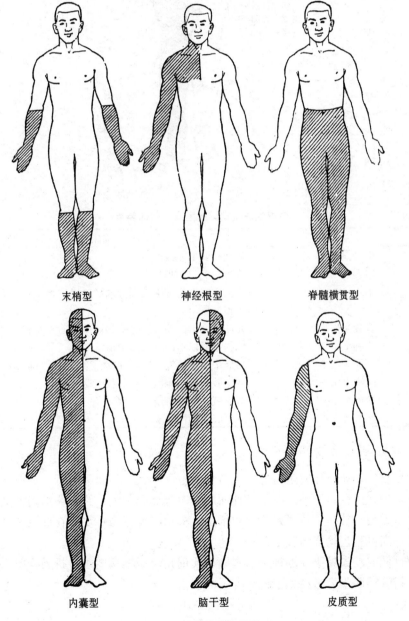

末梢型　　　　　　　　神经根型　　　　　　　脊髓横贯型

内囊型　　　　　　　　脑干型　　　　　　　　皮质型

图 10 – 4　感觉障碍的分型

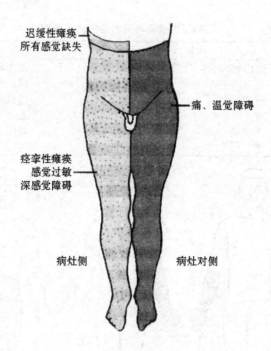

图 10 - 5　布朗 - 塞卡尔综合征的临床表现

表 10 - 4　　　　　　　中枢性瘫痪常见类型及其临床特点

类型	病变部位	临床特点
皮质型	中央前回	病灶对侧单瘫或面瘫
内囊型	内囊	病灶对侧"三偏征"
脑干型	脑干	交叉瘫,即病灶平面同侧脑神经周围性瘫痪,病灶对侧肢体中枢性瘫痪
脊髓型	脊髓半横贯性损害	布朗 - 塞卡尔综合征(病损同侧平面以下肢体中枢性瘫痪)
	脊髓横贯性损害	病损平面以下两侧肢体中枢性瘫痪
	颈膨大水平以上	四肢中枢性瘫痪伴完全性感觉障碍及括约肌功能障碍
	颈膨大水平	双上肢周围性瘫痪,双下肢中枢性瘫痪
	胸髓水平	双下肢中枢性瘫痪
	腰膨大水平	双下肢周围性瘫痪

(二) 被动运动异常

如肌肉松软,伸屈肢体时阻力低,关节运动范围扩大,为张力过低。如肌肉坚实,伸屈肢体时阻力增加,为张力过高。在被动伸屈肢体时起始阻力大,终末突然阻力减弱,称折刀样张力过高;如被动伸屈肢体时始终阻力增加,称铅管样张力过高;在此改变基础上又有震颤时,张力过高可呈齿轮样强直。

肌张力过低或缺失见于周围神经、脊髓灰质前角及小脑病变等。折刀样张力过高见于锥体束损害,铅管样肌张力过高见于锥体外系的损害。

（三）不随意运动

1. 震颤

（1）静止性震颤：静止时震颤明显，意向性动作时减轻或消失，动作如捻丸样，又称捻丸样震颤，常伴张力过高。见于帕金森病。

（2）动作性震颤：动作时出现震颤，愈近目的物时越明显。见于小脑病变。

（3）老年性震颤：为静止性震颤，表现为点头、摇头或手抖，通常张力不高。多见于老年人。

（4）扑翼样震颤：将患者两臂向前平举，使其手和腕部悬空，可出现两手快落慢抬的震颤动作，与鸟扑翼相似。主要见于肝性脑病，也可见于尿毒症和肺性脑病。

2. 舞蹈症　是肢体及头面部的一种快速、不规则、无目的、粗大、不对称、不能随意控制的动作，随意运动或情绪激动时加重，安静时减轻，睡眠时消失。多见于儿童脑风湿病变。

3. 手足搐搦　发作时手足肌肉呈紧张性痉挛，上肢表现为屈腕，掌指关节屈曲，指间关节伸直，拇指对掌（图 10 - 6）。在下肢表现为跖趾关节跖屈，似芭蕾舞样足。见于低钙血症和碱中毒。

发作间歇期可做激发试验，即在患者前臂缠以血压计袖带，然后充气使水银柱达舒张压以上，持续 4 分钟出现搐搦时，称为低钙束臂征阳性。

4. 手足徐动　为手指或足趾的一种缓慢持续的伸展扭曲动作，可重复出现，较有规则。表现为腕过屈时手指常过伸，前臂旋前，缓慢交替为手指屈曲，拇指常屈至其他手指之下，腕略屈和旋后，手指逐个相继地屈曲（图 10 - 7）。足表现为跖屈，拇趾背伸。口唇、下颌及舌如被波及则发音不清，出现鬼脸。见于脑性瘫痪、肝豆状核变性、脑基底节变性。

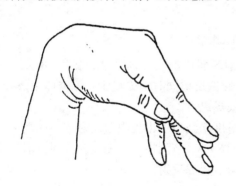 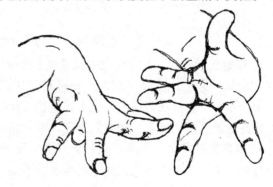

图 10 - 6　手足搐搦时的手痉挛　　　　　　　图 10 - 7　手徐动症

（四）共济运动

1. 小脑性共济失调　指随意动作的速度、节律、幅度和力量的不协调，与视觉无关，可伴有张力过低、眼球运动障碍及言语障碍，但不伴有感觉障碍，尤其是深感觉。多见于小脑肿瘤、小脑炎等小脑病变。

2. 感觉性共济失调　如站立不稳，迈步不知远近，落脚不知深浅，踩棉花感，常目视地面行走，睁眼时共济失调轻，闭眼时明显，并有深感觉障碍。多见于感觉系统病变，如多发性硬化、脊髓亚急性联合变性、脊髓空洞症及脑部病变等。

3. 前庭性共济失调 以平衡障碍为主，表现为站立或步行时躯体易向病侧倾斜，摇晃不稳，沿直线走时更为明显，改变头位可使症状加重，四肢共济运动多正常。此外有明显的眩晕、呕吐、眼球震颤。多见于 Meniere 病、桥小脑角综合征等。

四、神经反射异常

（一）浅反射异常

1. 角膜反射异常 如直接角膜反射存在，间接角膜反射消失，为受刺激对侧的面神经瘫痪（图 10-8B）；如直接角膜反射消失，间接角膜反射存在，为受刺激侧的面神经瘫痪（图 10-8C）；若直接、间接角膜反射均消失，为受刺激侧三叉神经病变（图 10-8D）。深昏迷患者角膜反射也消失。

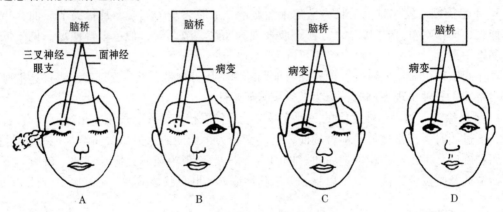

图 10-8　角膜反射的临床意义

2. 腹壁反射异常 上腹壁或中腹壁或下腹壁反射减弱或消失分别见于胸髓 7~8 节、胸髓 9~10 节、胸髓 11~12 节病损。一侧上、中、下腹壁反射同时消失见于一侧锥体束病损。双侧上、中、下腹壁反射均消失见于昏迷和急性腹膜炎患者。

应注意肥胖、老年人、经产妇患者，由于腹壁过度松弛也可出现腹壁反射减弱或消失。

3. 提睾反射异常 双侧反射减弱或消失见于腰髓 1~2 节病损；一侧反射减弱或消失见于锥体束损害。老年人腹股沟疝、阴囊水肿等也可影响提睾反射。

（二）深反射异常

深反射减弱或消失多为器质性病变，是相应脊髓节段或所属的脊神经的病变。常见于末梢神经炎、神经根炎、脊髓灰质炎、脑或脊髓休克状态等。注意如患者肌肉没有放松也引不出反射，应重新检查。深反射亢进见于锥体束的病变，如急性脑血管病、急性脊髓炎休克期过后等。阵挛、霍夫曼征阳性也是腱反射亢进的表现。

深浅反射与脊髓节段的关系见表 10-5。

表 10 – 5　　　　　　　　　　　深浅反射与脊髓节段的关系

反射名称	脊髓节段	临床意义
肱二头肌反射	$C_{5 \sim 6}$（中枢）	减弱或消失为 $C_{5 \sim 6}$ 节或所属脊神经病变，亢进为锥体束病变
肱三头肌反射	$C_{7 \sim 8}$（中枢）	减弱或消失为 $C_{7 \sim 8}$ 节或所属脊神经病变，亢进为锥体束病变
桡骨骨膜反射	$C_{5 \sim 6}$（中枢）	同肱二头肌反射
腹壁反射	上腹壁 $T_{7 \sim 8}$（通过）	减弱或消失为 $T_{7 \sim 8}$ 节或所属脊神经病变
	中腹壁 $T_{9 \sim 10}$（通过）	减弱或消失为 $T_{9 \sim 10}$ 节或所属脊神经病变
	下腹壁 $T_{11 \sim 12}$（通过）	减弱或消失为 $T_{11 \sim 12}$ 节或所属脊神经病变
提睾反射	$L_{1 \sim 2}$（通过）	减弱或消失为 $L_{1 \sim 2}$ 节或所属脊神经或锥体束病变
膝反射	$L_{2 \sim 4}$（中枢）	减弱或消失为 $L_{2 \sim 4}$ 节或所属脊神经病变，亢进为锥体束病变
踝反射	$S_{1 \sim 2}$（中枢）	减弱或消失为 $S_{1 \sim 2}$ 节或所属脊神经病变，亢进为锥体束病变

（三）病理反射阳性

各种病理反射阳性的临床意义相同，均为锥体束病变。

（四）脑膜刺激征阳性

脑膜刺激征阳性见于各种脑膜炎、蛛网膜下腔出血、脑脊液压力增高等。颈强直也可见于颈椎病、颈部肌肉病变。凯尔尼格征也可见于坐骨神经痛、腰骶神经根炎等。

（五）拉塞格征阳性

拉塞格征阳性是坐骨神经根受到刺激的表现，见于坐骨神经痛、腰椎间盘突出或腰骶神经根炎等。

五、神经系统常见疾病的体征

（一）多发性神经病

多发性神经病是各种原因引起的四肢周围神经的轴突变性、神经元病及节段性脱髓鞘病变所致。常见体征有：

1. 感觉障碍　表现为肢体远端对称性各种感觉减退或缺失，呈手套、袜子样分布。

2. 运动障碍　为肢体远端下运动神经元性瘫痪，表现为肌无力，张力过低，肌萎缩，肌束颤动等，远端重于近端，深反射减弱或消失。

3. 自主神经障碍　肢体远端皮肤菲薄、发凉，多汗或无汗，干燥或脱屑，指（趾）甲松脆，高血压及体位性低血压等。

（二）急性脊髓炎

急性脊髓炎是脊髓白质脱髓鞘或坏死所致的急性横贯性损害。常见体征有：

1. 感觉障碍　病灶节段以下所有感觉丧失，病灶平面上可有 1～2 节段的感觉过敏带或束带样感觉异常。

2. 运动障碍　早期常表现为损害平面以下肢体瘫痪，张力过低，深浅反射消失，病理反射阴性，处于无反射状态，称为脊髓休克，持续数日至数周或更长时间。休克期过后，肌张力逐渐过高，深反射亢进，出现病理反射，但脊髓受损平面以下的感觉和运动功能不能恢复。

3. 自主神经功能障碍　早期表现为尿潴留、便秘、充盈性尿失禁。损害平面以下无汗或少汗，皮肤脱屑及水肿，指（趾）甲松脆和角化过度等。

（三）结核性脑膜炎

结核性脑膜炎是由结核杆菌引起的脑膜和脊髓膜的非化脓性炎症，可侵犯脑实质和脑神经。常见体征有：

1. 一般状态　低热，脉快，慢性病容，面色潮红。后期可出现意识障碍，癫痫样发作等。

2. 脑膜刺激征　颈强直、凯尔尼格征、布鲁津斯基征阳性。

3. 脑神经损害　常累及视神经、动眼神经、展神经和面神经。表现为眼睑下垂、视力减退、瞳孔不对称、对光反射消失、斜视、复视、周围型面神经瘫。

4. 脑实质损害　后期可出现偏瘫、交叉瘫、四肢瘫和截瘫等。

（四）脑血栓形成

脑血栓形成是指脑动脉的主干或其皮层支在血管病灶的基础上发生血栓形成，造成脑组织缺血性坏死。常见体征因病变部位不同而异。

1. 大脑中动脉闭塞　可出现"三偏征"，即病灶对侧偏瘫、偏身感觉障碍、同向偏盲。优势半球受损可伴有失语。

2. 大脑前动脉闭塞　发生于前交通支后，可出现病灶对侧中枢性面瘫、舌瘫及偏瘫，下肢为重，可伴感觉障碍、精神障碍、尿潴留或尿急。优势半球病变可出现失语、失用等。

3. 大脑后动脉闭塞　可出现对侧偏盲、偏身感觉障碍、偏瘫、共济失调和不自主运动等。优势半球病变可出现失读、失认、失语。

4. 椎 – 基底动脉闭塞　可出现眼球震颤、瞳孔缩小、四肢瘫、共济失调，重者可有高热、昏迷、肺水肿、消化道出血等。

（山西中医学院　贾丽丽）

实习十一　全身体格检查

【实习学时】

3 学时。

【目的要求】

掌握全面体格检查的顺序。全面系统学习全身体格检查的检查方法。

【实习方法】

由教师做示范性检查，边检查边讲解检查顺序的理论依据。然后每两位学生为一组，相互检查，教师巡回指导，随时纠正学生检查中的错误。

【实习内容】

一、全身体格检查的基本要求

1. 务求全面系统　为了搜集尽可能完整而客观的资料，起到筛查作用，亦便于达到住院病历规定的各项要求，体格检查务求全面系统。由于检查通常是在问诊之后进行，检查者一般对于应重点深入检查的内容已心中有数。重点检查的器官需要更为深入细致，这就使每例全身体格检查不是机械地重复，而是有所侧重。检查的内容既能涵盖全病历要求条目，又能重点深入罹病的器官系统。

2. 关心体贴病人　体格检查时应随时随地想到病人的舒适度，尽量减少病人不适。如双手或听诊器是否已经温暖，触诊手法是否动作轻柔。尽量少翻动病人，每个体位要尽量把所有应查项目都查完，从而避免反复翻动病人。每个器官系统的检查应熟练而流畅。只暴露被检查部位，随时随地遮盖未检查部位，敏感部位的检查一定要交代目的以取得病人合作。

3. 合理规范的体检顺序　合理规范的体格检查顺序可最大限度地保证体格检查的效率和速度，也可大大减少患者不适和不必要的体位变动，同时也方便检查者自己操作。如患者为卧位，检查者应当站在病人右边，用右手检查。检查时应当从上到下，左右对比，按视诊、触诊、叩诊、听诊的顺序进行。

实际检查过程中，对个别部位的检查顺序常需要作适当调整。如甲状腺触诊，常需从患者背后进行，因此，在坐位检查后胸时可予以补充。传统的腹部检查按视、触、叩、听的顺序，为了避免触诊对肠鸣的影响，加之心肺听诊之后继续听诊腹部亦甚方便，故采取视、听、叩、触顺序更好。背部检查时，一般先做胸部的视、触、叩、听诊检查，再做脊柱压痛和叩击痛，最后做肾区叩击痛、肋脊角和肋腰角压痛检查。四肢检查中，上肢检查习惯上是由手至肩，而下肢则由近及远（由髋至足）进行。

4. 急诊、重症病例　简单体格检查后即着手抢救或治疗，遗留的内容待病情稳定后补充。不能坐起的患者，背部检查时只能侧卧位进行，也不能完成步态和脊柱运动功能的检查。

5. 边查边想边问，核实补充　客观检查结果，医师需要结合学识和经验，才能作出正确的分析和判断。初学者可能需要重复检查和核实，才能获得完整而正确的资料。检查过程中与患者进行适当交流，可以补充病史资料，也可以融洽医患关系。例如，为补充系统回顾的内容，查到哪里问到哪里，十分自然而简捷地获取各系统的资料。

6. 掌握时间和进度　为减少患者的不适或负担，一般应尽量在 30～40 分钟内完成。

7. 结束语　检查结束时应与患者简单交谈，说明重要发现、患者应注意的事项或下一步检查计划。但如对体征的意义把握不定，则不要随便解释，以免增加患者思想负担或给医疗工作造成麻烦。

二、器械准备

听诊器、血压计、体温计、压舌板、手电筒、叩诊锤、大头针或别针、软尺、直尺、棉签、音叉、近视力表、消毒橡胶手套。

三、检查顺序

一般的顺序是：一般情况和生命体征→头部检查→颈部检查→胸部检查→背部检查→腹部检查→外生殖器检查→肛门直肠检查→上肢检查→下肢检查→神经系统检查→脊柱、四肢关节运动检查。

卧位患者：一般情况和生命体征→头、颈部→前、侧胸部（心肺）→后背部（包括肺、脊柱、肾区、骶部）（患者取坐位）→腹部（患者取卧位）→四肢→肛门直肠→外生殖器→神经系统（最后站立）。

坐位患者：一般情况和生命体征→头颈部→后背部（包括肺、脊柱、肾区、骶部）→前、侧胸部（心肺）（患者取卧位）→腹部→四肢→肛门直肠→外生殖器→神经系统（最后站立）。

四、全身体格检查的基本项目

一般检查及生命体征

1. 准备和清点器械
2. 自我介绍（说明职务、姓名，并进行简短交谈以融洽医患关系）
3. 观察发育、营养、面容、表情和意识等一般状态（图 2-2、图 2-3）
4. 当受检查者在场时洗手（请先剪短指甲）
5. 测量体温（腋温，10 分钟）
6. 记数脉搏，触诊桡动脉至少 30 秒
7. 用双手同时触诊双侧桡动脉，检查其对称性（图 6-9）
8. 计数呼吸频率，至少 30 秒

因呼吸受主观因素影响，检查时不要告诉受检者正在计数呼吸。可在触诊脉搏后继续置手指于桡动脉处，计数呼吸频率；也可在背部检查时进行。

9. 测右上肢动脉血压两次（取平均值）（图 1-1）

头颈部

10. 观察头部外形、毛发分布、异常运动等

11. 触诊头颅

12. 视诊双眼及眉毛

13. 分别检查左、右眼的近视力（用近视力表）

14. 检查下睑结膜、球结膜和巩膜（图1-6）

15. 检查泪囊

16. 翻转上睑（左眼用右手，右眼用左手），检查上睑结膜、球结膜和巩膜

17. 检查面神经运动功能（皱额、闭目）（图10-2）

18. 检查眼球运动（检查6个方向）

19. 检查瞳孔直接对光反射（图1-7）

20. 检查瞳孔间接对光反射

21. 检查聚合、调节反射（图1-8），角膜反射（图9-13）

22. 观察双侧外耳及耳后区

23. 触诊双侧外耳及耳后区

24. 触诊颞颌关节及其运动

25. 分别检查双耳听力（摩擦手指或用手表声音）〔必要时做Rinne试验（图9-4）和Weber试验（图9-5）〕

26. 观察外鼻

27. 触诊外鼻

28. 观察鼻前庭、鼻中隔

29. 分别检查左右鼻道通气状态

30. 检查额窦，注意有无肿胀、压痛、叩击痛等（图1-10）

31. 检查筛窦，注意有无压痛

32. 检查上颌窦，注意有无肿胀、压痛、叩击痛等（图1-11）

33. 观察口唇、牙齿、上腭、舌质和舌苔

34. 借助压舌板检查颊黏膜、牙齿、牙龈、口底

35. 借助压舌板检查口咽部及扁桃体（图2-5）

36. 检查舌下神经（伸舌）（图10-3）

37. 检查面神经运动功能（露齿、鼓腮或吹口哨）

38. 检查三叉神经运动支（触诊双侧咀嚼肌，或以手对抗张口动作）

39. 检查三叉神经感觉支（上、中、下三支）（图9-3、图9-7）

40. 暴露颈部

41. 观察颈部外形和皮肤、颈静脉充盈和颈动脉搏动情况（图1-12）

42. 检查颈椎屈曲、左右活动情况（图7-10）

43. 有无颈强直、Brudzinski征（图9-25）

44. 检查副神经（耸肩及对抗头部旋转）（图 9 – 6）

45. 触诊耳前淋巴结

46. 触诊耳后淋巴结

47. 触诊枕后淋巴结

48. 触诊颌下淋巴结（图 1 – 3）

49. 触诊颏下淋巴结

50. 触诊颈前淋巴结浅组

51. 触诊颈后淋巴结

52. 触诊锁骨上淋巴结

53. 触诊甲状软骨

54. 触诊甲状腺峡部（配合吞咽）

55. 触诊甲状腺侧叶（配合吞咽）（图 1 – 13）

56. 分别触诊左、右颈动脉

57. 触诊气管位置（图 1 – 14）

58. 听诊颈部（甲状腺、血管）杂音

前、侧胸部

59. 暴露胸部

60. 观察胸部外形、对称性、皮肤和呼吸运动等（图 4 – 1、图 4 – 2）

61. 触诊左侧乳房（4 个象限及乳头）（图 3 – 3）

62. 触诊右侧乳房（4 个象限及乳头）

63. 用右手触诊左侧腋窝淋巴结

64. 用左手触诊右侧腋窝淋巴结（图 1 – 4）

65. 触诊胸壁弹性，注意有无压痛

66. 检查双侧呼吸动度（上、中、下部，双侧对比）（图 3 – 4）

67. 检查双侧触觉语颤（上、中、下部，双侧对比）（图 3 – 5）

68. 检查有无胸膜摩擦感（图 4 – 4）

69. 叩诊双侧肺尖

70. 叩诊双侧前胸和侧胸（自上而下，由外向内，双侧对比）（图 3 – 9）

71. 听诊双侧肺尖

72. 听诊双侧前胸和侧胸（自上而下，由外向内，双侧对比）（图 3 – 9）

73. 检查双侧听觉语音（上、中、下部，双侧对比）（图 3 – 11）

74. 观察心尖、心前区搏动（切线方向观察）

75. 触诊心尖搏动（两步法——手掌、指尖）

76. 触诊心前区

77. 叩诊左侧心脏相对浊音界（从心尖搏动所在的肋间开始）（图 5 – 1、图 5 – 2）

78. 叩诊右侧心脏相对浊音界（从肝浊音界的上一肋间开始）

79. 听诊二尖瓣区（频率、节律、心音、杂音、心包摩擦音）（图 5 - 4）

80. 听诊肺动脉瓣区（心音、第二心音分裂、杂音、心包摩擦音）

81. 听诊主动脉瓣区（心音、杂音、心包摩擦音）

82. 听诊主动脉瓣第二听诊区（心音、杂音、心包摩擦音）

83. 听诊三尖瓣区（心音、杂音、心包摩擦音）

背　部

84. 请被检查者坐起

85. 充分暴露背部

86. 观察脊柱、胸廓外形及呼吸运动

87. 检查胸廓活动度及其对称性（图 3 - 4）

88. 检查双侧触觉语颤（同前胸部）

89. 检查有无胸膜摩擦感（同前胸部）

90. 请被检查者双上肢交叉

91. 叩诊双侧后胸部

92. 叩诊双侧肺下界

93. 叩诊双侧肺下界移动度（肩胛线）

94. 听诊双侧后胸部

95. 听诊有无胸膜摩擦音

96. 检查双侧听觉语音

97. 触诊脊柱有无畸形、压痛

98. 用直接叩诊法检查脊柱有无叩击痛（图 7 - 11）

99. 检查双侧肋脊点和肋腰点有无压痛（图 8 - 6））

100. 检查肋脊角有无叩击痛

腹　部

101. 正确暴露腹部

102. 请受检者屈膝，放松腹肌，双上肢置于躯干两侧，平静呼吸

103. 观察腹部外形、对称性、皮肤、脐及腹式呼吸等（图 7 - 2、图 8 - 1）

104. 在脐区听诊肠鸣音至少 1 分钟（如未闻及，延长至 5 分钟）

105. 检查振水音

106. 听诊腹部有无血管杂音

107. 叩诊全腹

108. 叩诊肝上界（由肺区向下叩诊）（图 7 - 9）

109. 叩诊肝下界（由腹部鼓音区向上叩诊）

110. 检查肝脏有无叩击痛

111. 检查移动性浊音（经脐平面先左后右）（图 8 - 7），必要时检查波动感（图 8 - 4）

和腹围

112. 浅触诊全腹部（自左下腹开始、逆时针触诊至脐部结束）（图 7 – 3）

113. 深触诊全腹部（自左下腹开始、逆时针触诊至脐部结束）（图 7 – 3）

114. 训练被检查者做加深的腹式呼吸 2 ~ 3 次

115. 在右锁骨中线上用单手法触诊肝脏

116. 在右锁骨中线上用双手法触诊肝脏（图 7 – 5）

117. 在前正中线上用双手法触诊肝脏

118. 检查肝 – 颈静脉反流征

119. 检查胆囊点有无压痛及墨菲征（图 8 – 3）

120. 用双手法触诊脾脏（图 7 – 7）

121. 如未能触及脾脏，嘱受检者右侧卧位，再触诊脾脏（图 7 – 7）

122. 用双手法触诊双侧肾脏（先左侧后右侧）（图 7 – 8）及肾脏疾病压痛点（图 8 – 6）

123. 检查腹部触觉（或痛觉）

124. 检查腹壁反射（图 9 – 14）

上　肢

125. 暴露上肢

126. 观察上肢皮肤、关节等

127. 观察双手及指甲

128. 触诊指间关节和掌指关节

129. 检查指关节运动

130. 检查上肢远端肌力

131. 触诊腕关节

132. 检查腕关节运动

133. 触诊双肘鹰嘴和肱骨髁状突（肱骨内上、外上髁）

134. 触诊滑车上淋巴结（图 1 – 5）

135. 检查肘关节运动

136. 检查屈肘、伸肘的肌力（图 9 – 10）

137. 暴露肩部

138. 视诊肩部外形

139. 触诊肩关节及其周围

140. 检查肩关节运动

141. 检查上肢触觉（或痛觉）

142. 检查肱二头肌反射（图 9 – 15）

143. 检查肱三头肌反射（图 9 – 16）

144. 检查桡骨膜反射（图 9 – 17）

145. 检查 Hoffmann 征（图 9 – 20）

下 肢

146. 暴露下肢
147. 观察双下肢外形、皮肤、趾甲等
148. 触诊腹股沟区有无肿块、疝等
149. 触诊腹股沟淋巴结横组
150. 触诊腹股沟淋巴结纵组
151. 触诊股动脉搏动，必要时听诊
152. 检查髋关节屈曲、内旋、外旋运动
153. 检查双下肢近端肌力（屈髋）
154. 触诊膝关节及浮髌试验（图8－12）
155. 检查膝关节屈曲运动
156. 检查髌阵挛（图9－21）和踝阵挛（图9－22）
157. 检查跟－膝－胫试验（图9－12）
158. 触诊踝关节及跟腱
159. 检查有无凹陷性水肿
160. 触诊两侧足背动脉
161. 检查踝关节背屈、跖屈活动
162. 检查双足背屈、跖屈肌力
163. 检查踝关节内翻、外翻运动
164. 检查屈趾、伸趾运动
165. 检查下肢触觉（或痛觉）
166. 检查膝反射（图9－18）
167. 检查踝反射（图9－19）
168. 检查 Babinski 征（图9－23）
169. 检查 Chaddock 征
170. 检查 Oppenheim 征
171. 检查 Gordon 征
172. 检查 Kernig 征（图9－24）
173. 检查 Lasegue 征（图9－26）

肛门直肠（仅必要时检查）

174. 嘱受检者左侧卧位，右腿屈曲
175. 观察肛门、肛周、会阴区
176. 戴上手套，食指涂以润滑剂行直肠指检
177. 观察指套有无分泌物

外生殖器（仅必要时检查）

178. 解释检查的必要性，消除患者顾虑，保护患者隐私
179. 确认膀胱已经排空，被检查者取仰卧位

男性：

180. 视诊阴毛、阴茎、冠状沟、龟头、包皮
181. 视诊尿道外口
182. 视诊阴囊，必要时检查提睾反射（图 9-14）
183. 触诊双侧睾丸、附睾、精索

女性：

180. 视诊阴毛、阴阜、大小阴唇、阴蒂
181. 视诊尿道口及阴道口
182. 触诊阴阜，大小阴唇
183. 触诊尿道旁腺、巴氏腺

共济运动、步态与腰椎运动

184. 请被检查者站立
185. 检查指鼻试验（睁眼、闭眼）（图 9-11）
186. 检查双手快速轮替运动
187. 检查 Romberg 征（闭目难立征）
188. 观察步态（图 2-4）
189. 检查曲腰运动
190. 检查伸腰运动
191. 检查腰椎侧弯运动
192. 检查腰椎旋转运动
193. 结束语

（新疆医科大学　高　丽）

第二章

实 验 诊 断

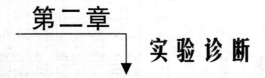

实习十二　血液检查

【实习时数】

3 学时。

【目的要求】

1. 掌握血液常规检查的应用指征。
2. 掌握血液常规检查的标本合理采集和送检要求。
3. 掌握血液常规的参考值和临床意义。

【实习方法】

教师示教红细胞、白细胞、血小板计数，血红蛋白、血细胞比容、红细胞沉降率的测定方法。

教师作血涂片制备，染色，然后同学们分组练习白细胞分类和网织红细胞计数的操作和辨认。

【实习内容】

一、红细胞检查

（一）红细胞计数（显微镜计数法）

1. 原理　一定量血液经一定量等渗性溶液稀释后，置于专用计数板上在显微镜下计数，经过换算即可求得每升血液中的红细胞数。

2. 仪器、试剂

（1）血细胞计数板，见图 12 – 1。

（2）容量准确的血红蛋白吸管（具有 $10\mu l$ 及 $20\mu l$ 刻度线）、2ml 玻璃吸管、中号试管、尖吸管、橡皮乳头等。

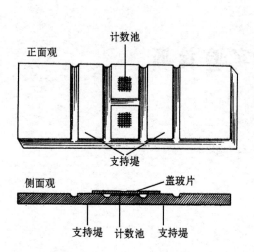

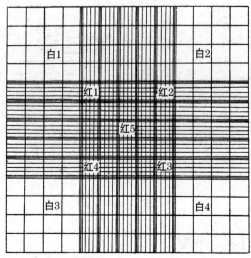

图 12 - 1   血细胞计数板

（3）红细胞稀释液（Hayem 稀释液）：

氯化钠   1.0g

结晶硫酸钠（Na$_2$SO$_4$ · 10H$_2$O）   5.0g

氯化高汞   0.5g

蒸馏水加至   200.0ml（过滤后备用）

（4）光学显微镜。

（5）消毒及穿刺用具：75% 乙醇棉球、干棉球、消毒刺血针。

3. 方法

（1）自指尖采血：消毒皮肤，用采血针刺破皮肤，使血液自动流出，擦去第一滴血后，再使流出血液形成较大的血滴，勿过分挤压。

（2）用一次性微量吸管准确取血 10μl，若血液超过刻度线，可用干棉球轻轻吸出少许，使其退回刻度线。

（3）立即将吸管插入盛有 2ml 红细胞稀释液的试管底部，轻轻将血全部排出，再吸上层稀释液反复吸洗 2~3 次，立即充分混匀，使血液稀释 200 倍。动作必须迅速准确。

（4）将此混悬液摇匀，用滴管或玻棒蘸取一滴，充入计数池与盖玻片的缝隙中。

（5）静置 2~3min，待细胞下沉后，用低倍镜找出红细胞计数区域，如细胞分布均匀，即可于高倍镜下进行计数。计数中央大方格中的四个角和中心的共五个中方格内的红细胞（图 12 - 1）。为保证计数准确，对压线细胞的计数可按"数上不数下、数左不数右"的原则进行（图 12 - 2）。

（6）将五个中方格内红细胞数总和乘以 5 乘以 10^7 再乘以 200 即为 5 个中方格内红细胞数总和，再乘以 10^{10} 即为每升红细胞数。

上式中：乘以 5 表示把 5 个中方格内红细胞数折算为 1 个大方格的红细胞；乘以 10^7 表

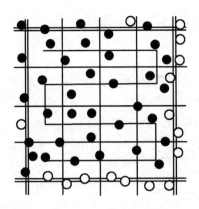

图 12 - 2 血细胞计数原则（计数黑点，不计数白点）

示把一个大方格容积（0.1μl）折算为升（L）；乘以 200 表示血液稀释倍数。

4. 注意事项

（1）穿刺部位的皮肤必须正常。

（2）穿刺必须够深，使血液自行流出或轻施压即可流出。

（3）血红蛋白吸管内腔一定要干燥，否则会影响吸血量及导致溶血。

（4）取血动作必须迅速，否则常易凝固，若作血红蛋白和红细胞计数两项时，应先取红细胞计数的标本，后取血红蛋白标本。

（5）充液之前务必充分混匀，否则因久置而红细胞下沉，导致计数值偏低。

（6）在红细胞稀释液中，白细胞仍然存在。但因在正常血液中，红细胞与白细胞之比约为 750 : 1，又经 200 倍稀释，故对红细胞计数结果影响不大。

5. 参考值　成年男性：$(4.0 \sim 5.5) \times 10^{12}/L$；

成年女性：$(3.5 \sim 5.0) \times 10^{12}/L$；

新生儿：$(6.0 \sim 7.0) \times 10^{12}/L$。

（二）血红蛋白测定（氰化高铁血红蛋白测定法）

1. 原理　血液在血红蛋白转化液中溶血后，血红蛋白被高铁氰化钾氧化成高铁血红蛋白（Hi），再与氰离子（CN^-）结合成稳定的棕红色氰化高铁血红蛋白（HiCN）。经分光光度计处理后，根据标本的吸光度，即可求得血红蛋白浓度。

2. 仪器、试剂

（1）仪器：血红蛋白吸管、粗口径清洁试管、消毒采血用具、分光光度计。

（2）试剂：氰化高铁血红蛋白（HiCN）转化液：

氰化钾（KCN）	0.05g
高铁氰化钾〔$K_3Fe(CN)_6$〕	0.20g
无水磷酸二氢钾（KH_2PO_4）	0.14g
Tritio X - 100（或其他非离子表面活性剂）	1.0ml
蒸馏水	加到 1000ml（纠正 pH 至 7.0 ~ 7.4）

上述试剂为淡黄色透明溶液，贮存于棕色瓶中室温妥善保存，其中非离子表面活性剂可加速溶血，缩短转化时间，防止因血浆蛋白改变引起的混浊。

3. 方法

（1）取转化液 5ml 于粗口径试管中加血 20μl 混匀，静置 5min。

（2）用校正过波长和灵敏度的分光光度计，设定波长为 540nm、光径 1cm、20℃~25℃杯温等条件，以转化液为空白对照，测定样本吸光度（A）。

$$血红蛋白（g/L）=\frac{A_{\lambda540}HiCN}{44\times1.0cm}\times\frac{64458mg}{1000}\times251$$
$$=A_{\lambda540}HiCN\times367.7$$

上式中：

64458 是目前国际公认的血红蛋白分子量，64458mg/1000 即 1mmol/L 血红蛋白物质浓度。

44 是 ICSH 公布的 1mmol/L 血红蛋白在 1.0cm 光径、540nm 波长条件下的吸光度。

1.0cm 为比色杯的光径。

251 为血液稀释倍数。

除以 1000 为将毫克化为克。

4. 注意事项

（1）分光光度计的波长和灵敏度必须校准。

（2）若转化液变深、变绿即不可再用。

（3）转化液不能偏酸，也不宜用聚乙烯瓶装，否则 KCN 易分解失效。

（4）丙种球蛋白或白细胞数值明显增高的血液，可出现混浊，可按 15g/L 甚至 50g/L 加入氯化钠以防止。

（5）关于转化液中 KCN 毒性问题，由于浓度很低，仅 50mg/L，故只要分散处理，随时以流水冲洗弃去，危害性不大，但不可积存处理。

5. 参考值　成年男性：120~160g/L；

　　　　　　　成年女性：110~150g/L；

　　　　　　　新生儿：170~200g/L。

（三）红细胞比容测定（HCT，温氏法）

1. 原理　一定量抗凝全血置于 Wintrobe 分血管或毛细滴管中，经规定速度、时间离心沉淀，下沉紧压的红细胞容积与全血容积之比，即红细胞比容。

2. 仪器、试剂

（1）Wintrobe 分血管：此管长 110mm、内径 3mm 而均匀一致，管壁很厚，管底外圆内平，容积约为 1ml，管上以 1mm 为间隔刻有刻度，管壁刻有数字，右侧最下为 0，最上为 10，左侧最上为 0，最下为 10，可供同时测 Wintrobe 血沉及红细胞比容之用。

（2）特制灌血针（针头细长可直插到 Wintrobe 分血管管底）或毛细滴管（长约 12cm，口径不大于 2mm）（图 12-3）。

（3）双草酸盐抗凝剂：草酸钾 0.8g，草酸铵 1.2g，溶于蒸馏水 100ml 中，分装于中号试管内，每管 0.2ml，于 80℃ 烘干，可供 2ml 血抗凝用。

3. 方法

（1）取病人静脉血 2ml 于上述抗凝管内，轻轻振荡使抗凝剂粉末充分溶解抗凝。

（2）充分混匀后用毛细滴管（或特制灌血针）吸血并灌注于 Wintrobe 分血管中，使血面恰到"0"处，塞以小塞以防蒸发。

（3）室温中垂直静置 60min 后，以 3000r/min 的速度离心沉淀 30min，读取压积红细胞的高度，然后再以同样速度离心 10min，如刻度不变时即可按此数值计算结果。

离心沉淀后压积管中的血液自上而下依次分为五层：①最上层为血浆；②白色乳糜层（主要为血小板）；③灰白色层（为白细胞及有核细胞）；④暗红色细胞层（为被血细胞代谢还原的还原血红蛋白）；⑤鲜红色含氧红细胞层。

（4）红细胞比容等于红细胞段的高度（以还原红细胞层表面为准，即暗红色层）的毫米数乘以 0.01，即为每升血液中红细胞容积的升数。

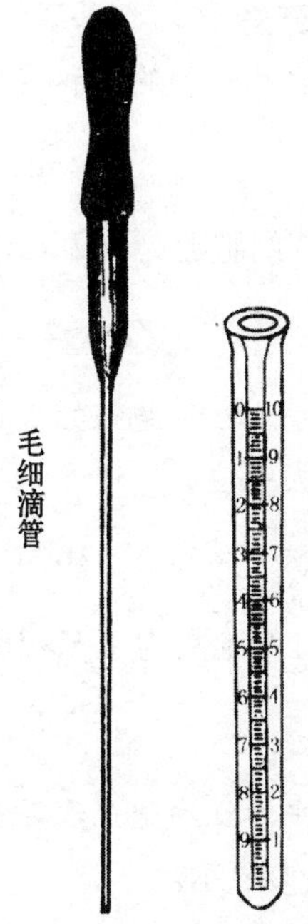

图 12 - 3　Wintrobe 分血管及毛细滴管

4. 注意事项

（1）Wintrobe 分血管的内腔必须干燥洁净，以防溶血。

（2）离心前垂直放置 1 小时，为使红细胞下沉而与血小板、白细胞分层。

（3）离心速度和时间必须严格保证。

（4）为准确计算 MCV、MCH、MCHC 数值，必须从此抗凝血中取血作红细胞计数及血红蛋白测定，而不能从病人指尖或耳垂采血。

（5）分血管离心沉淀后的红细胞的界面必须是水平的，如非水平，应将界面最高与最低处的读数之和除以 2，看结果时必须从灰白色层下的黑红色层读取数值。

（6）通过本试验还可以得到一些其他参数：①如血浆深黄表示病人有黄疸；②血浆乳白色表示血脂增高（乳糜微粒多）；③在白细胞正常的人，灰白层仅为 0.05～1mm，如白细胞增多，则可使灰白层增高，故白细胞增高病人若不静置 1 小时以待分层，则对结果必将有所影响（使红细胞比容值增高）。慢性粒细胞性白血病时，灰白层可达数十毫米之高。血小板显著增高的病人也有相似的影响。

5. 参考值　红细胞比容（HCT）：0.37～0.50。

（四）红细胞三种平均值参数的计算

平均红细胞容积（MCV）、平均红细胞血红蛋白含量（MCH）和平均红细胞血红蛋白浓度（MCHC）三项平均参数，是根据红细胞数、血红蛋白量和红细胞容积三项计算出来的。

1. 计算法

（1）平均红细胞容积（MCV）：即每个红细胞的平均容积，以飞升（fl）为单位。

$$MCV（fl）= \frac{每升血液中红细胞比容 \times 10^{15}}{每升血液中红细胞个数}$$

例：红细胞数为 $3.2 \times 10^{12}/L$，红细胞比容为 0.336。

$$MCV（fl）= \frac{0.336 \times 10^{15}}{3.2 \times 10^{12}} = 105fl$$

（2）平均红细胞血红蛋白含量（MCH）：即每个红细胞内所含血红蛋白的平均量，以皮克（pg）为单位。

$$MCH（pg）= \frac{每升血液中血红蛋白含量 \times 10^{12}}{每升血液中红细胞个数}$$

例：红细胞数为 $4.5 \times 10^{12}/L$，血红蛋白 135g/L。

$$MCH（pg）= \frac{135 \times 10^{12}}{4.5 \times 10^{12}} = 30pg$$

（3）平均红细胞血红蛋白浓度（MCHC）：即每升红细胞平均所含血红蛋白的浓度（克数），以 g/L 表示。

$$MCHC（g/L）= \frac{每升血液中血红蛋白含量}{每升血液中红细胞容积}$$

例：血红蛋白 175g/L，红细胞比容 0.5。

$$MCHC = \frac{175}{0.5} = 350g/L$$

2. 参考值　平均红细胞容积（MCV）：80～94fl；

平均红细胞血红蛋白含量（MCH）：26～32pg；

平均红细胞血红蛋白浓度（MCHC）：320～360g/L

（五）网织红细胞计数

1. 原理　网织红细胞是在晚幼红细胞和成熟红细胞之间的幼稚红细胞。由于胞浆内尚残存核糖体、核糖核酸等嗜碱性物质，在活体染色时，可被煌焦油蓝染液染成蓝色颗粒或网状结构，故称为网织红细胞。

2. 仪器、试剂

（1）光学显微镜。

（2）1%煌焦油蓝生理盐水溶液：

煌焦油蓝	1.0g
枸橼酸钠	0.4g
氯化钠	0.85g
蒸馏水	加到 100ml（过滤后备用）

（3）消毒、穿刺取血用具。

（4）小口径试管（<6mm 内径），载玻片及推片，目镜缩小视野用纸片。

3. 方法

（1）小试管中放入1%煌焦油蓝生理盐水溶液1滴，加入病人血液1滴后紧塞管口，待15min后再混匀，倾出1小滴以15°角制备薄涂片。

（2）薄涂片干后，低倍镜下选细胞均匀、着色清晰处，用油镜进行观察。为便于计数，可使用米勒（Miller）窥盘或使用缩视野方法进行计数。

（3）计数1000个红细胞，记录其中的网织红细胞数，即可得出网织红细胞的分数值。

4. 注意事项

（1）只有活体染色后才能看到网织红细胞，故必须将新鲜血滴与染液相混合，染液与血液相比一般为1:1，但若贫血严重也可按1:2比例处理。注意混匀，否则有时凝固。

（2）染色时间不得短于10min，否则可能着色不佳。

（3）计数时注意多部位观察，可于涂片的体尾交界处选数个区域进行计数。经此种染色后红细胞呈清晰的蓝绿色，凡胞浆中含有深蓝色的点状、短线状结构者，为网织红细胞。

（4）计数时需注意与异物或假象相区别。异物残渣多呈黑色，转动微螺旋时可见其强折光性。目镜中的粉尘重叠于红细胞上所致的假象，则随接目镜转动而移位。勿将皱缩红细胞的较深染的皱缩点误为网织结构，皱缩红细胞其边缘处呈均匀的锯齿状，可供鉴别。

（5）染色后的涂片应尽快观察计数，否则其网织结构可因久置而溶解消失，尤其在夏天湿度大的季节。

（6）如拟保留涂片，需用Wright染液进行复染，染色方法同白细胞分类。复染后的红细胞呈淡红色，网织结构呈深蓝色。

（7）遇再生障碍性贫血等病人，网织红细胞非常少时，可计数2000个甚至5000个红细胞之后求其分数值。

（8）网织红细胞的绝对值可用如下方法求得：①用上法计得网织红细胞的百分率，如为3%；②同时作病人的红细胞计数，如为$3.0 \times 10^{12}/L$，则网织红细胞绝对值为：

$3.0 \times 10^{12}/L \times 3\% = 90 \times 10^9/L$

5. 参考值　　正常成人：0.5%~1.5%。

　　　　　　　　新生儿：2%~6%。

　　　　　　　　成人网织红细胞绝对值：$(24~84) \times 10^9/L$。

（六）红细胞沉降率（ESR）

1. 原理　　血液经枸橼酸钠抗凝后，吸于特制的血沉吸管中，垂直竖立1小时，观察其细胞下沉的速度，以所暴露出的血浆段的高度（mm）表示。

2. 仪器、试剂

（1）静脉穿刺用器材，包括压脉带、垫枕、无菌注射器（2ml）、2.5%碘酊、75%乙醇及消毒棉签等。

（2）特制的Westergren血沉吸管（全长300mm，内径2.5mm，具有0~200mm刻度）。

（3）Westergren血沉架。

（4）0.313%枸橼酸钠溶液。

3. 方法

（1）向有 2ml 刻度的中号试管中准确加入 0.313% 枸橼酸钠 0.4ml。

（2）静脉穿刺后，取血约 2ml，拔去针头注入上述试管内，使血量恰达 2ml 的红线处，轻轻混匀。

（3）用 Westergren 血沉吸管准确地吸此抗凝血至"0"刻度处，擦净管尖，垂直竖立于血沉架上，记录时间，1 小时后读取血浆段的高度，以 mm 表示。

4. 注意事项

（1）注射器内腔、血沉吸管内腔均须干燥，以防溶血。

（2）血量与抗凝剂比例应严格遵守，并充分混匀，如有小凝块则因消耗了纤维蛋白原而使血沉减慢。

（3）血沉吸管必须垂直竖立，如有倾斜每致血沉增快。

（4）血沉试验应及时进行，其抗凝血于室温中最长不得超过 2 小时，否则可使血沉速度减慢。

（5）严重贫血病人红细胞大小不均时，1 小时后其血浆与沉积的红细胞之间可能未形成整齐的界面，此时要读取其靠近较紧密沉积的红细胞层的刻度作为血沉数值。

（6）血沉测定时室温以 18℃～25℃为宜，温度越高血沉越快，反之减慢。但有高效价冷凝素时则相反。必要时需校正温度。

5. 参考值　男性：0～15mm/h；
女性：0～20mm/h。

二、白细胞检查

（一）白细胞计数

1. 原理　用稀醋酸溶去红细胞，留下白细胞，再利用血细胞计数板四角的大方格计数白细胞，经换算后即可得到单位容量血液中的白细胞数。

2. 仪器、试剂

（1）仪器同红细胞计数项。

（2）白细胞稀释液：

冰醋酸　　　　　　2 ml
1% 甲紫　　　　　1ml
蒸馏水加至　　　　100ml（过滤后备用）
加甲紫是为了呈色，以便与其他稀释液相区别。

3. 方法

（1）取小试管 1 支，准确加入 2% 醋酸溶液 0.38ml。

（2）消毒皮肤后穿刺取血 20μl，拭净管尖外余血，迅速放入稀释液中，再用上清液将吸管内腔洗净，混匀，待溶液转为褐色后，再混匀充入计数室。待下沉 2～3min 后进行计数。白细胞为无色圆形小体，于高倍镜观察时可见其核。通常于低倍镜下计数四角的 4 个大方格内的白细胞数（图 12-1），按下式计算。

$$\frac{4 \text{ 个大方格的白细胞总数}}{4} \times 10^7 \times 20 = \text{白细胞数/L}$$

即四个大方格内的白细胞总数 $\times 50 \times 10^6 = $ 白细胞数/L。

上式中：

÷4 得每个大方格（即 0.1μl）内白细胞平均数。

$\times 10^7$ 为将一个大方格的容积 0.1μl 换算为 1L。

×20 为血液稀释倍数，乘 20 即得 1L 血液的白细胞数。

4. 注意事项

（1）取血及充入计数室等项与红细胞计数相同。

（2）一定要在稀释液转为褐色后方能计数，否则可因红细胞残存而干扰计数，甚至错误地计入而使结果偏大。

（3）如病人白细胞过少可取 2 倍量的血，计数后结果除以 2。如遇白细胞过多则可按红细胞计数法，计数其中央大方格的 5 个中方格内白细胞数之和进行换算求得白细胞数/L。

5. 参考值　成人：(4~10) $\times 10^9$/L；

新生儿：(15~20) $\times 10^9$/L；

6 个月~2 岁幼儿：(11~12) $\times 10^9$/L。

（二）白细胞分类计数

1. 原理　取血液在载玻片上涂成血膜，经染色后，在显微镜下按白细胞形态特征，计算出各种白细胞的百分比。

2. 仪器、试剂

（1）光学显微镜。

（2）Wright 染液。

（3）磷酸盐缓冲液。

（4）香柏油、二甲苯及擦镜头拭纸。

（5）光洁中性无油垢的载玻片及推片，玻璃蜡笔。

3. 方法

（1）常规消毒皮肤，穿刺后擦去第一滴血。

（2）用载玻片的一端刮取血液一小滴。

（3）将推片的平齐端置载玻片上血滴的稍前方，将推片略向后移使与血液相接触，血液遂在推片与载玻片的夹角间散开。

（4）以约 30°的夹角向前均匀地推动推片即可制成血膜。其薄厚度要适中，分布均匀而无空泡，边缘整齐，两侧留有空隙，且有头、体、尾之分（图 12-4）。

（5）血涂片干后，于血膜两端用玻璃蜡笔各划一线，以防染液流失。滴加 Wright 染液数滴于血涂片上（以盖住血膜为度），静置约 1min。

（6）加相当于染液 1.5~2 倍量的缓冲液充分混匀，染色约 5~10min。

（7）用水缓缓地将染液冲去，干后镜检。

（8）镜检时先用低倍镜选好薄厚适宜、染色良好、细胞分布均匀处，滴加香柏油一滴，

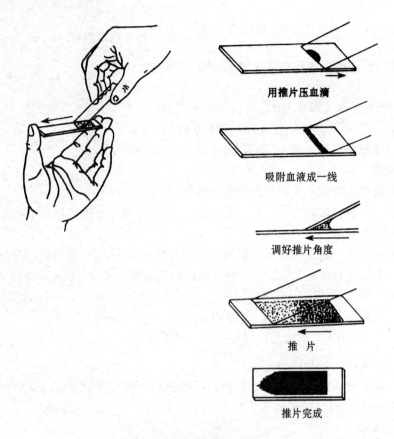

用擦片压血滴

吸附血液成一线

调好推片角度

推　片

推片完成

图 12 - 4　　血涂片的制作

用油浸镜观察。通常计数 100 个白细胞（必要时可增到 200 个或更多），按一定方向顺序对所见到的每一个白细胞进行分类，同时将所遇到的各类白细胞分别记录，直到计数 100 个白细胞为止。计算每类白细胞的数目，即其分数值。

4. 各类白细胞的形态、百分率及绝对值　见表 12 - 1。

表 12 - 1　　　　　　　　　　五种白细胞的形态、百分数及绝对值

名称			细胞核	细胞浆	百分比（%）	绝对值
粒细胞	中性	杆状核	深紫色，弯曲似腊肠状	浆呈淡红色，浆内遍布细小的淡紫色颗粒	1 ~ 5	（0.04 ~ 0.5）×10^9/L
		分叶核	深紫色，分为 2 ~ 5 叶		50 ~ 70	（2.0 ~ 7.0）×10^9/L
	嗜酸性		多分为 2 叶，呈眼镜状，深紫色	颗粒较大，均匀而圆，橙红色、中心浅染，布满胞浆	0.5 ~ 5	（0.02 ~ 0.5）×10^9/L
	嗜碱性		淡红色，结构不清，分叶不明显	颗粒大小不等，呈蓝黑色，常脱去颗粒而成空泡，分布不均匀，颗粒常盖住细胞核	0 ~ 1	< （0.1）×10^9/L

（续表）

名称	细胞核	细胞浆	百分比（%）	绝对值
淋巴细胞	圆或椭圆，染色质呈块状，着色深而致密	浆呈透明的蔚蓝色，大淋巴细胞可见少数大而稀疏的天青颗粒	20～40	（0.8～4.0）×10^9/L
单核细胞	呈肾形、马蹄形，染色质疏松，呈网状	浆呈灰蓝色，含细小弥散的红紫色颗粒	3～8	（0.12～0.8）×10^9/L

5. 注意事项

（1）做血涂片时勿用第一滴血，以免混有来自受损微血管的内皮细胞。

（2）血涂片要厚薄适度。影响血涂片厚薄的因素为：血滴过大、夹角过大、推片速度过快则厚；血滴过小、夹角过小、推片过慢则薄。

（3）加 Wright 染液或加缓冲液之后，切勿干涸，否则血涂片中每有残渣，将干扰镜检。

（4）要以流水冲去染液，而不可先弃去染液再冲水，以免留有残渣。

（5）分类时一定要用油镜观察，以便同时观察白细胞有无质变及红细胞的形态。

（6）分类计数时切不可只在某一局部，而应按规定方向移动血涂片来进行观察，因胞体较大的白细胞如嗜酸性粒细胞、单核细胞、中性粒细胞于涂片的上下边缘处多见，而胞体较小的如淋巴细胞则以涂片中心地带为多。

（7）分类报告时应同时描述红细胞及白细胞有无大小、形态、染色等方面的变化。

三、血小板计数

1. 原理 用一定量的血小板稀释液，破坏血中红细胞后，充入计数室，于高倍镜下计数一定区域内血小板数后，求出每升血液内的血小板数。

2. 仪器、试剂

（1）仪器同血细胞计数。

（2）试剂：血小板稀释液（10 g/L 草酸铵稀释液）：

草酸铵　　　　　　10g

EDTA－Na$_2$　　　0.12g

蒸馏水　　　　　　加至1000ml（过滤后保存于4℃）

3. 方法

（1）小试管中准确加入上述稀释液0.38ml。

（2）常规消毒皮肤后，用采血针作约2mm深穿刺，第一滴血弃去。

（3）用血红蛋白吸管吸血20μl，擦净管尖余血，迅速加入稀释液中，并用稀释液洗净吸管内腔，轻轻混匀，等待溶血透明后，再混匀，充入血细胞计数室内，待血小板下沉。

（4）下沉15min后，将计数板置镜台上用低倍镜找好计数区（中间大方格）后转高倍镜进行计数，计数其5个中方格内的血小板数，如以 P 为代表，则：

P×5×10^7×20（稀释倍数）＝血小板数/L。

式中：乘以5换算为0.1μl；乘以10^7换算成1L；乘以20是因为稀释了20倍。

4. 注意事项

（1）血小板易黏附变性，故整个操作过程均需迅速，血流要通畅，且勿混掺消毒乙醇。所用试管、血红蛋白吸管及计数板均需中性、洁净。

（2）血小板体积小，故充入计数室后必须待其下沉15min后再行计数，否则结果偏低。由于胞体小不易观察，故须用高倍镜计数。

（3）计数时要注意区别真伪。血小板为圆形或椭圆形的灰色小体，有柔和的折光性，大小约为红细胞的1/5～1/4。

5. 参考值   （100～300）×10^9/L。

实习十三   尿液、粪便及浆膜腔积液检查

【实习时数】

3 学时。

【目的要求】

1. 掌握尿液及粪便检查的应用指征。
2. 掌握尿液及粪便检查的原理和方法。
3. 掌握尿液及粪便检查的临床意义。
4. 熟悉浆膜腔积液的一般性状检查，掌握黏蛋白定性试验、细胞计数的方法及临床意义。

【实习方法】

教师示范和同学分组对尿、粪标本进行尿常规、尿糖、尿酮、尿胆红素、尿胆原、粪便隐血检查。

教师示范浆膜腔积液检查。

【实习内容】

一、尿液检查

（一）一般性状检查

1. 尿量   正常成人24小时尿量常在1000～2000ml之间，尿量的多少与饮水量等有关。

（1）多尿：24小时尿量超过2500ml时称为多尿。暂时性多尿见于饮水过多，应用利尿剂后。病理性多尿主要见于内分泌代谢性疾病（如尿崩症、糖尿病）、肾脏疾病（如慢性肾盂肾炎、慢性肾小球肾炎、急性肾衰竭多尿期）及精神性多尿等。

（2）少尿或无尿：24 小时尿量少于 400ml，或每小时少于 17ml 者称少尿；24 小时尿量少于 100ml 者称为无尿或尿闭。少尿或无尿主要见于急性肾小球肾炎、慢性肾衰竭、高热、水肿、休克及各种原因所致的急性肾衰竭等。

2. 颜色 正常尿液为淡黄色或黄色。病理性尿液颜色改变可有乳糜尿、血尿、血红蛋白尿及胆红素尿。

3. 透明度 正常新鲜尿液多透明，放置后可出现微量絮状沉淀。新鲜尿明显混浊见于以下情况。

（1）尿酸盐沉淀：呈粉红色结晶析出，多见于酸性尿液冷却后。加热或加碱后混浊消失。

（2）磷酸盐和碳酸盐沉淀：呈淡白色结晶析出，多见于碱性或中性尿液。加酸后混浊消失，若为碳酸盐可产生气泡，磷酸盐则无气泡产生。

（3）脓尿和细菌尿：呈云絮状沉淀，加热、加酸其混浊均不消失。

4. 气味 正常尿液的气味来自尿内的挥发性酸。尿液久置后或尿路感染患者的尿液，易闻及氨臭。尿中出现烂苹果样气味，多为糖尿病酮症酸中毒。有些药物和食物（葱、蒜）也可使尿液散发特殊气味。

5. 酸碱度

（1）方法

pH 试纸法：将红、蓝色石蕊试纸各一小块投入尿中，观察颜色变化。蓝变红为酸性尿，红变蓝为碱性尿，两者不变为中性尿。

溴麝香草酚蓝法：滴加 2～3 滴（0.02g）溴麝香草酚蓝液于尿液中，轻轻振摇，观察色泽变化。黄色为酸性尿，蓝色为碱性尿，绿色为中性尿。

（2）结果判断：在代谢性及呼吸性酸中毒时，尿液酸性增强；在代谢性及呼吸性碱中毒，尿液呈中性或碱性。酸中毒病人应用碱性药物时，可随时测定尿液酸碱反应，供临床上应用药物时参考。

6. 尿比密

（1）原理：尿液所含溶质越多则尿比密越高，对浮标的浮力就越大，浸入尿中的尿比密计浮标则会升高。

（2）仪器：尿比密计，100ml 玻璃量筒，一次性吸管，镊子。

（3）方法：①将尿混匀后沿管壁慢慢倒入尿比密筒内，避免发生气泡，如有气泡可用毛细管或吸水纸吸去。②将比密计轻轻放入尿液内，使其悬浮于中央，勿触及筒壁或筒底。③待比密计停稳后，读取与尿液凹面相切的刻度，即为被测尿比密。

（4）结果判断：正常人尿比密常在 1.015～1.025 之间。急性肾炎病人尿量少，尿比密高；慢性肾炎时尿量多，则尿比密低；糖尿病病人，尿量虽多，但尿内含有糖，故尿比密高。尿崩症、慢性肾衰竭患者尿比密常低到 1.010，形成低比密尿。

（5）注意事项

①尿量太少，不足以浮起比密计时，影响测定结果，应该要求患者重新留尿。如有过多的盐类结晶出现将影响尿比密测定，可放于 37℃ 水浴待其溶解后重新测定。

②尿比密计应保持清洁，特别是比密计的球部不能附着蛋白质，不用时放在干净水中泡洗后保存。

③测比密时若尿液的温度（即室温）与比密计上所注明的温度不一致时，每高3℃测得结果则应增加0.001，每低3℃时则应减去0.001。

（二）尿蛋白定性试验

1. 加热乙酸法

（1）原理：加热煮沸使蛋白质变性凝固，加酸使 pH 值下降约达到蛋白质的等电点（pH 为 5 左右），可促进蛋白质的沉淀，并可使加热析出的磷酸盐、碳酸盐溶解以免混浊干扰。

（2）器材与试剂：酒精灯、15mm×150mm 试管、试管夹、滴管、pH 值广泛试纸、5% 冰乙酸溶液。

（3）方法：取 15mm×150mm 试管 1 支，加入尿液至管的 2/3 高度。用试管夹夹持试管上端，将试管斜置于火焰上加热，煮沸即止。轻轻直立试管，在黑色背影下观察煮沸部分有无混浊。滴入 5% 乙酸溶液 3~4 滴，再煮沸后立即观察，如无混浊出现即为阴性，如有混浊即为阳性。

（4）结果判断：见表 13-1。

表 13-1   加热乙酸法尿蛋白定性结果判断表

结 果	符 号	蛋白质含量 g/L
仍清晰	−	0
轻微混浊	±	<0.1
白色混浊，无颗粒及絮片沉淀	+	0.1~0.5
明显白色颗粒状混浊，但无絮状沉淀	+ +	0.5~2.0
大量絮片状混浊，无凝固块	+ + +	2.0~5.0
出现凝固块并有大量絮片状沉淀	+ + + +	>5.0

（5）注意事项

①尿液标本要新鲜。

②尿蛋白含量很少时，加酸后始出现混浊，故操作时必须遵照加热、加酸、再加热的程序。

③限盐病人因尿液电解质含量少，可致假阴性，故试验时先滴加饱和氯化钠 1~2 滴于尿液中，再进行操作。

④加热时尽量接近试管上 1/3 部位，以便与下段的尿液形成对照。

2. 磺基水杨酸法

（1）原理：磺基水杨酸亦称磺柳酸，为生物碱试剂，在略低于等电点的酸性环境下，其阴离子（酸根）与蛋白质的氨基酸残端阳离子结合，成为不溶的蛋白盐而沉淀。可根据沉淀生成的颜色和程度判断尿蛋白质的大致含量。

（2）器材与试剂：8mm×75mm 试管 2 支、一次性滴管、黑色衬纸、pH 值广泛试纸。

200g/L磺基水杨酸溶液：200g磺基水杨酸溶于1000ml的蒸馏水中，溶解后混合均匀备用。

（3）方法：取试管2支，各加入弱酸性清晰尿1ml，于一管中加200g/L磺基水杨酸溶液2滴，轻轻混匀，另一管不加试剂作空白对照，1min后观察结果。

（4）结果判断

（-）：尿液外观仍清晰透明。

极微量：仅在黑色背景前可见极轻微混浊。

微量：不需黑色背景即可见到轻度混浊。

（+）：明显的白色混浊，但无颗粒出现。

（++）：明显混浊并出现颗粒。

（+++）：更明显混浊并具有絮片状沉淀。

（++++）：严重混浊并有大凝块下沉。

（5）注意事项

①混浊尿应离心后取上清液做试验。

②本法非常敏感，极轻度混浊无临床意义，判断结果时间应严格限制在1min。

③尿液碱性较强时，应先滴加冰乙酸数滴，酸化尿液至pH 5.0再做试验。

④尿中含高浓度尿酸或尿酸盐时可呈假阳性反应，应加热待其消失后再行测定。

3. 干化学试带法

（1）原理：蛋白质能与溴酚蓝起颜色反应，且蛋白质含量的多少与颜色深浅变化成正比。指示剂溴酚蓝的pH范围是3.0～4.6，在pH为3.0的枸橼酸缓冲液中，指示剂的阴离子与尿液中的蛋白质作用，产生颜色变化，再与标准色板比色，测得蛋白质含量。

（2）方法：将试带浸于尿液中，立即取出，在容器边缘除去多余尿液，15秒后与标准板比色。

（3）结果判断：如表13-2。

表13-2 溴酚蓝试带法结果判断表

反应颜色	符号	蛋白质含量（g/L）
淡黄色	-	<0.1
淡黄绿色	±	0.1～0.3
黄绿色	+	0.3～1.0
绿色	++	1.0～3.0
绿灰色	+++	3.0～8.0
蓝灰色	++++	>8.0

（4）注意事项

①尿液标本要新鲜。

②尿液pH<3.0或>8.0时，超过了试带的缓冲能力，可出现假阴性或假阳性结果，故可用氢氧化钠或稀乙酸校正尿液pH至5.0～7.0再作测定。

③尿液中盐类较多特别是磷酸盐较多时，可出现假阳性，加稀乙酸调节pH后可以纠

正。

④黄疸尿、血尿都影响结果判断，应加以纠正。

（三）本－周（Bence－Jones）蛋白定性试验

1. 对甲苯磺酸法

（1）原理：对甲苯磺酸能沉淀分子量较小的凝溶蛋白，与分子量较大的白蛋白及球蛋白不起反应。

（2）方法：取尿液 1ml，加 1200g/L 对甲苯磺酸溶液 0.5ml，同时设空白对照管（即尿液 1ml 加冰乙酸 0.5ml），轻轻混匀，置室温 5min 后判断结果。试管内出现混浊或混浊沉淀为阳性；如仍清晰透明或与空白管相似的轻微混浊为阴性。

（3）注意事项：此方法较敏感，尿中凝溶蛋白含量 3mg/L 即可检出。慢性肾炎伴有肾小管功能障碍时本试验出现假阳性，可能是低分子球蛋白成分排泄于尿中所致。

2. 热沉淀－溶解法

（1）原理：尿液中本－周蛋白在加热后凝固，煮沸时溶解，温度降低后又出现凝固。这种变化除温度外，还受到溶液 pH 及离子强度的影响。

（2）方法：收集新鲜尿液，离心。取试管 2 支，每管加入上清液 4ml，再加乙酸缓冲液 1ml，混匀，一管不加热作为对照，一管为测定管，在水浴中加温 56℃，持续 15min，出现混浊为本－周蛋白阳性。再将阳性测定管置于沸水浴中加热 3min，如混浊液变清或减弱，更有助于证明为本－周蛋白。

（四）尿葡萄糖定性试验

1. 班氏（Benedict）法

（1）原理：具有还原性质的糖类和其他一些物质，在热碱性溶液中能将高价硫酸铜还原为低价的氧化亚铜，出现棕红色沉淀。

（2）方法：取 1 支试管，加 Benedict 定性试剂 2ml。用试管夹夹住试管，于乙醇灯上加热至沸，若不变色方可应用。用滴管加尿液 4 滴（约 0.2ml）于上述试剂中，并继续加热煮 1~2min，或水浴中煮沸 5min。待冷却后观察结果。

（3）结果判断：见表 13－3。

表 13－3　　　　班氏（Benedict）法尿糖定性结果判定

反应结果	符号	含糖量（mg/L）
仍呈蓝色	－	
蓝色中略显绿色，无沉淀	±	微量，<0.3
绿色，微量黄绿色沉淀	+	0.3~1.5
黄绿色，煮沸 1min 后即有少量黄色沉淀	++	1.5~3.0
黄色，煮沸 10~15s 即呈黄色沉淀	+++	3.0~6.0
煮沸后即显砖红色沉淀	++++	≥6.0

（4）注意事项

①送检标本必须新鲜。置火煮沸时应不时振动试管，以防奔沸。

②尿液中含有大量铵盐时，需预先加碱，煮沸数分钟将氨逐出后再进行试验。

③尿中含有蛋白质时可干扰本反应，应先用乙酸酸化，煮沸沉淀蛋白质后，取滤液再做试验。

④尿中含有水合氯醛、葡萄糖醛酸化合物、异烟肼、链霉素、水杨酸、阿司匹林、维生素 C 等时，可出现假阳性。

2. 葡萄糖氧化酶试带法

（1）原理：尿液中的葡萄糖在试带中葡萄糖氧化酶的催化下，生成葡萄糖酸内酯和过氧化氢，在过氧化氢酶的作用下，使色原（邻甲联苯胺等）脱氢，分子结构发生改变，色原显色，根据颜色深浅，大致判断葡萄糖含量。

（2）方法：将尿糖试带浸于尿液中，立即取出，在容器边缘除去多余尿液，15 秒后与标准板比色。

（3）注意事项

①服用大量维生素 C 可致检查结果阴性。

②必须在 1min 内观察比色，否则因灵敏度随反应时间不同而影响结果。

（五）尿酮体定性试验

1. 郎格法

（1）原理：当亚硝基铁氰化钠溶于尿中时，被分解成 $Na_4Fe(CN)_6$、$NaNO_2$、$Fe(OH)_3$ 和 $Fe(CN)_5$。尿中有丙酮和乙酰乙酸存在时，即与试剂作用生成异硝基或异硝基胺，后者与 $Fe(CN)_5$ 生成紫红色化合物，不与 β-羟丁酸反应。

（2）方法：取新鲜尿液 5ml 置于试管中，加亚硝基铁氰化钠 250mg，再加冰乙酸 0.5ml，反复振荡使其溶解。沿试管壁缓慢加入浓氨水 2ml，使其于尿液表面形成界面，静置后观察。

（3）结果判断：见表 13-4。

表 13-4　　　　　　　　　郎格法尿酮体定性试验结果判断

反应情况	结果判断
10min 后不显色	阴性（-）
10min 内显淡紫色环	弱阳性（+）
两液接触后渐显紫红色环	阳性（++）
两液接触后立即显深紫色环	强阳性（+++ ~ ++++）

（4）注意事项

①酮体浓度低时紫色明显，酮体浓度高时则红色明显。

②氨水易挥发，浓度过低，显色不佳。

③如尿液含大量非结晶尿酸盐时，则产生黄色至褐色环。

2. 粉剂法

（1）原理：在碱性环境下，亚硝基铁氰化钠可以与尿中的乙酰乙酸及丙酮发生反应，产生紫色化合物，但不与 β-羟丁酸反应。

（2）方法：用小药匙取一小匙酮体粉，加在白色凹磁板内或白色滤纸上，用一次性滴管取新鲜尿液标本少许，滴加到酮体粉表面，以全部浸湿酮体粉为好，观察酮体粉表面颜色的变化，看是否有紫色出现。

（3）结果判断：见表13-5。

表13-5　　　　　　　　　　　粉剂法尿酮体定性试验结果判断

反应情况	结果判断
5min 内不出现紫色	阴性（－）
逐渐呈淡紫色	弱阳性（＋）
立即呈淡紫色，后逐渐变为深紫色	阳性（＋＋）
立即显深紫色	强阳性（＋＋＋～＋＋＋＋）

（4）注意事项

①酮体粉应保存在干燥棕色试剂瓶内。

②本方法对乙酰乙酸的敏感性为80mg/L，对丙酮的敏感性为1000mg/L，与β-羟丁酸不起反应。

③尿液应新鲜，因乙酰乙酸不稳定，丙酮易挥发，陈旧尿容易出现假阴性。

3. 化学试带法

（1）原理：同郎格法。

（2）方法：同尿蛋白试带法。

（3）注意事项

①假阴性：菌尿或尿液久置，被细菌污染，酮体被分解、代谢、挥发，可出现假阴性；当尿中酮体成分主要为β-羟丁酸时，可呈阴性反应。

②假阳性：见于尿内含有较多非结晶尿酸盐、阿司匹林和非那西汀等。

（六）尿胆红素定性试验

1. Harrison 法

（1）原理：氯化钡吸附尿液中的胆红素后，滴加酸性三氯化铁试剂，使胆红素氧化成绿色的胆绿色、蓝色的胆青素及黄色的胆黄素复合物。

（2）方法：取新鲜尿液5ml，加5ml的100g/L氯化钡溶液于试管内，混匀，放离心机内，以800～1000r/min的速度离心3～5min，去上清液。将沉淀物倒于白色凹磁板内或白色滤纸上，在沉淀物表面滴加方氏试剂（主要含三氯乙酸和三氯化铁）2～3滴，观察颜色变化。

（3）结果判断：见表13-6。

表13-6　　　　　　　Harrison 法尿胆红素定性试验结果判断

反应情况	结果判断
长时间不显颜色变化	阴性（－）
逐渐出现淡绿色	弱阳性（＋）
逐渐出现绿色	阳性（＋＋）
立即出现蓝绿色	强阳性（＋＋＋）

（4）注意事项

①尿液放置时间过久或受阳光照射，胆红素易分解，可出现假阴性。

②试验中若加入过量方氏试剂，也可出现假阴性。

③服用某些药物如水杨酸、阿司匹林等可出现假阳性。

2. 干化学试带法

（1）原理：在强酸性介质中，胆红素与试带上的二氯苯氨重氮盐起偶联反应，生成紫红色偶氮化合物。

（2）方法：将胆红素试带浸于尿液中，立即取出，在容器边缘除去多余尿液，15秒后与不同浓度标准板比色。

（3）注意事项

①假阴性：尿中含有高浓度的维生素C和亚硝酸盐时，抑制偶氮反应出现假阴性。

②假阳性：见于服用大剂量的氯丙嗪等吩噻嗪类药及非那吡啶等。

（七）尿胆原定性试验

1. 改良 Ehrlich 法

（1）原理：尿胆原在酸性溶液中与对二甲氨基苯甲醛作用后生成樱红色化合物。

（2）方法：取新鲜尿液2~3ml加于玻璃试管中，再加入Ehrlich试剂（主要含二甲氨基苯甲醛、浓盐酸）0.2ml，混匀，室温条件下放置10min。白色背景下，持试管从管口向管底观察颜色反应，出现樱桃红色为阳性反应。

（3）结果判断：见表13-7。

表13-7　　　　　　　　改良 Ehrlich 法尿胆原定性试验结果判断

反应情况	结果判断
不出现樱桃红色	阴性（-）
放置10min后出现微红色	弱阳性（+）
放置10min后出现樱桃红色	阳性（++）
立即出现深红色	强阳性（+++）

（4）注意事项

①尿液放置时间过久可使尿胆原氧化为尿胆素，因此必须采用新鲜尿液。

②大量应用抗生素、维生素C或尿中含有高浓度亚硝酸盐时，可抑制本反应而出现假阴性。

③使用吩噻嗪类、非那吡啶等药物易出现假阳性。

④尿胆原排出量每日变化很大，餐后2~3小时达高峰，此时测定阳性率最高。

2. 干化学试带法

（1）原理：尿胆原在酸性溶液中与试带上的对二甲氨基苯甲醛反应，生成樱桃红色化合物。

（2）方法：尿胆原试带浸于尿液中，立即取出，在容器边缘除去多余尿液，15秒后与不同浓度标准板比色。

（3）注意事项：同 Ehrlich 法。

（八）尿沉渣显微镜检查

1. 非染色离心法

（1）方法：将新鲜尿混匀，取 5ml 放于试管中，以 1500r/min 离心 5min 后弃去上清液，使沉渣和残留液量为 0.2ml，轻轻摇动试管，用吸管吸取混合液滴于载玻片上，用 22mm × 22mm 的盖玻片覆盖尿沉渣后镜检。离心标本较不离心标本浓缩 15～20 倍，可提高检验结果质量。

（2）尿沉渣中镜检物及其形态

①细胞：红细胞、白细胞及上皮细胞。

②管型：透明管型、颗粒管型、细胞管型、蜡样管型。

③盐类及磺胺药物结晶。

（3）报告方式

①红细胞、白细胞和上皮细胞以高倍镜视野表示最高和最低值。如红细胞 0～3 个/HP。

②管型用低倍镜视野表示最低和最高值。如透明管型 0～5 个/LP。

③结晶数量用高倍镜视野以"＋"表示，按每占据视野 1/4 区为"＋"，不必计数。

2. 尿沉渣定量分析板法

（1）原理：计数单位体积尿液中各种有形成分的量，可用离心或不离心尿标本计数。

（2）方法

①未离心法：直接取混匀的尿液 1 滴，充入尿沉渣定量分析板计数池。计数池有 10 个大方格，每个大方格分为 9 个小方格，每个大方格面积为 $1mm^2$，池高 0.1mm，容积为 0.1 mm^3，即 0.1μl。在低倍镜计数 10 个大方格的管型数，高倍镜计数各种细胞数，即为每微升某种细胞或管型数。

②离心法：尿液标本处理同非染色离心尿沉渣镜检，充池计数同未离心法。

3. 尿沉渣染色镜检法

（1）原理：尿沉渣中的某些成分，尤其是管型，经结晶紫和沙黄染色后，形态和结构更加清晰，易于辨认。

（2）试剂和仪器

S－M 染液：溶液Ⅰ：结晶紫 3.0g，95% 乙醇 20ml，草酸铵 0.8g，蒸馏水 80ml。

溶液Ⅱ：沙黄 0.25g，95% 乙醇 10ml，蒸馏水加至 100ml。

将上述两种溶液分别置冰箱保存。配制染液时，取 3 份Ⅰ液加 97 份Ⅱ液混合过滤，贮于棕色瓶中，室温下可保存 3 个月。

普通光学显微镜，载玻片，盖玻片，10ml 刻度离心管。

（3）方法

①制备尿沉渣：见非染色离心尿镜检。

②取 0.2ml 尿沉渣，加入 1 滴染液，混匀，3min 后滴在载玻片上，覆以盖片镜检。

（4）结果判断：红细胞染成淡紫色，多形核粒细胞染成橙红色，浆内可见颗粒。透明管型染成粉红色或淡紫色，细胞管型染成深紫色。

（九）尿液干化学自动分析仪的应用

1. 原理　尿液中的各种成分与尿多联试带上各种特殊干化学试剂的模块发生反应，使颜色发生变化，其颜色的深浅与尿液中相应物质的浓度成正比。采用反射光原理测定试带颜色变化，对尿液的酸度（pH）、蛋白质（PRO）、葡萄糖（GLU）、红细胞或隐血（ERY/OBL）、胆红素（BIL）、尿胆原（URO）、酮体（KET）、亚硝酸盐（NIT）、白细胞（LEU）、比密（SG）等进行定性或半定量测定。各种成分检测的详细原理见尿液化学检查。

2. 器材与试剂　尿液干化学自动分析仪。

质控试带，检测试带。包括单项检测试带（常用的有 GLU、PRO），组合检测试带，常用的有尿八联（PH、PRO、GLU、OBL、BIL、URO、KET、NIT）、尿十联（上述八项加上 LEU、SG）和尿十一联（除尿十联项目之外又加上维生素 C）试带等。

3. 方法　按仪器使用说明进行。

（1）仪器调试：一般先接通电源，预热 30min 后，对仪器进行调试，启动运行键，将随机所附的质控试带放入检测槽内，将打印结果与标准值比较，相符为仪器运行正常，即可进行标本测定。

（2）标本测定：根据仪器显示屏上所显示的时间或蜂鸣声的指示，将试带的试剂端浸入尿中 1~2 秒（或按试带说明书进行操作），取出时将试带下端紧贴尿杯内壁片刻以除去多余尿液，然后将试带放入检测槽内，仪器自动进行检测后即打印出各项结果。

4. 注意事项

（1）试带应在有效期内使用，禁止用手触摸试带试剂区。每次使用后宜将试带瓶盖紧，放阴凉干燥处保存。

（2）各厂家生产的同类试带，其反应原理和制作方式有所差异，反应时间、颜色变化、灵敏度也有所不同，故不可混用试带。

（3）当试带检测红细胞为"阳性"，而镜检"阴性"时，试带检测结果可能正确，因肾病患者，红细胞在肾或泌尿道已被破坏，血红蛋白溢出到尿中，导致试带（ERY/OBL）"阳性"，而镜检"阴性"。

（4）当试带白细胞检测为"阴性"，而镜检"阳性"时，应以镜检为准，因为试带法检测的是含酯酶的白细胞，肾移植排斥反应时出现大量淋巴细胞不含酯酶，故试带不能测出。

（5）尿液在膀胱贮存时间过长或标本放置时间过长，导致白细胞破坏，特异性酯酶释放到尿液中，造成试带"阳性"，而镜检"阴性"。

（十）尿人绒毛膜促性腺激素检查

1. 尿人绒毛膜促性腺激素（HCG）单克隆抗体免疫胶体金法

（1）原理：将羊抗鼠 IgG 抗体与羊抗人 HCG 多抗分别固定在特制的纤维素试带上，呈上下两条线排列，羊抗鼠 IgG 线在试带上方为质控线，羊抗人 HCG 多抗线在试带下方即接触标本一端为检测线。试带条中含均匀分布的胶体金标记的鼠抗人 β - HCG 单克隆抗体和胶体金标记的鼠 IgG（抗原）。检测时将试带下端浸入尿中一定时间后取出，由于层析作用，尿中 HCG 先与胶体金标记的 β–HCG 单克隆抗体结合，待行至膜上预先已固定的 HCG 抗体线（检测线处）时，形成胶体金标记的鼠抗人 β–HCG 单抗–尿 HCG 抗原–羊抗人 HCG 多抗的双抗夹心式复合物，在检测线处显紫红色条带即为阳性，而胶体金标记的鼠 IgG（抗原）随尿上行至与羊抗鼠 IgG 抗体时形成抗原抗体复合物，在质控线处呈现紫红色带即阴性对照带。

（2）试剂：尿 HCG 检测商品试剂盒。

（3）方法：将试带的箭头端向下插入尿中，液面不得超过指示线，3 秒后取出平放，5min 内用肉眼观察结果。

（4）结果判断：在检测线处和质控线处都出现紫红色线为阳性；只在质控线处出现一条紫红色线为阴性。

（5）注意事项：低温下保存试带，恢复室温后方可开袋使用。质控线处与检测线处均不显紫红色表示试条失效。不同厂家生产试剂盒方法有所差异，以所用试剂盒操作要求为准。

2. 双抗体夹心酶联免疫吸附试验（ELISA）

（1）原理：将 β–HCG 抗体包被于聚苯乙烯反应板小孔，尿中 HCG（抗原）与包被抗体结合，迅速形成抗原抗体复合物，再加入酶标 β–HCG 抗体，形成 β–HCG 抗体–尿中 HCG 抗原–酶标 β–HCG 抗体复合物，洗去过量未结合的酶标抗体，加入底物及显色剂出现呈色反应，呈色程度与尿中 HCG 浓度呈正相关。

（2）试剂：尿 HCG 检测商品试剂盒。

（3）方法：已包被 β–HCG 抗体的聚苯乙烯反应板小孔内加入待测尿标本 1 滴，室温反应 2 分钟。再加入酶标抗体 1 滴，混匀后于 37℃ 温箱孵育 20 分钟，倒出小孔的液体，用蒸馏水洗 5 次，在吸水纸上拍打干净。加底物液 1 滴，加显色剂 1 滴，置室温 5 分钟观察结果。

（4）结果判断：呈现蓝色为阳性；无色为阴性。

（5）注意事项：不同厂家生产试剂盒方法有所差异，以所用试剂盒操作要求为准。

二、粪便检查

（一）要求

1. 掌握粪便常规检查的具体步骤。

2. 学会辨认粪便中常见的细胞成分、寄生虫和虫卵以及脂肪小滴、肌肉纤维等食物残渣。

3. 掌握隐血试验的原理、操作、结果判断及临床应用等。

（二）一般性状及显微镜检查

1. 仪器、试剂

（1）光学显微镜。

（2）载玻片、盖玻片、小竹签。

（3）生理盐水、Gram 染色用碘液、苏丹Ⅲ饱和乙醇丙酮溶液。

（4）5%匹拉米洞乙醇溶液、冰乙酸、3%双氧水。

（5）消毒棉签。

2. 标本的采集 采集粪便标本务求新鲜。一般检查，留取指头大粪便一块，置于清洁不吸水的纸盒内即可。如检查溶组织阿米巴滋养体，应用新排出的粪便，注意保温，并应立即送检。为孵化血吸虫毛蚴，应将粪便采集于灭菌的粪便培养管内送检。

3. 方法

（1）肉眼观察：首先对粪便标本进行肉眼观察，包括颜色如何，是否成形，有无黏液、脓血成分及肉眼可见的寄生虫等。并于报告结果时加以描述。

（2）镜检：将粪便涂片后进行显微镜检查。

①于光洁的载玻片中心部位加 1 小滴生理盐水。

②用小竹签挑取少许待检粪便，如有黏液、脓血等病理部分则挑取之。如无病理成分可自标本不同部位及粪端各挑取少许，置生理盐水中轻轻研碎后，覆以盖玻片镜检。

③先用低倍镜浏览，注意有无虫卵、原虫或不消化食物残渣。

④转高倍镜镜检，至少观察 10 个视野。如见有红、白细胞等应作粗略计数，即记录其10 个高倍镜视野中所见的最低至最高值，如白细胞 0～5/HP，红细胞 5～10/HP，肠黏膜上皮细胞 5～15/HP 等。

⑤粪便中的白细胞多为中性粒细胞，为灰色较薄的圆球形，无折光性，不见其核，胞浆中充满细小颗粒。新鲜红细胞为淡黄色有轻度折光性的圆形细胞，较白细胞为小。肠黏膜上皮细胞为灰色规则或不规则的矮柱状，两端呈钝圆形，胞核难以察见。

⑥未消化的食物残渣，如脂肪小滴、肌肉纤维及淀粉颗粒等，较易见到，应加以描述。

4. 注意事项

（1）粪便标本不可太少，标本应及时检验。

（2）涂片时生理盐水用量不可过多。

（3）涂片厚度应适宜，以涂片做成后，隔着涂片隐约看清字体为度。

（4）如遇稀汁样粪便，可不必滴加生理盐水而直接取一滴覆以盖玻片后镜检即可。

5. 参考值 正常成人的粪便多为黄褐色，成形，无黏液或脓血，镜检时不见细胞或虫卵。

（三）粪便隐血试验

1. 化学法

（1）原理：血红蛋白中的亚铁血红素与过氧化物酶的结构相似（但其结合的蛋白质不同）而具有弱过氧化物酶活性，也能催化过氧化氢放出新生氧而氧化受体，使之呈色，故可借以识别微量血液。

$$还原型受体 \longrightarrow 氧化型受体$$

（如联苯胺、匹拉米洞、　　　　（依还原型受体的不同，

无色孔雀绿等均无色）　　　　此时可呈现各种颜色）

$$H_2O_2 \xrightarrow[催化]{亚铁血红素} O + H_2O$$

加冰乙酸是为了加速其反应。

（2）试剂

①5％匹拉米洞乙醇液：匹拉米洞 5g，95％乙醇 100ml。

②3％双氧水。

③冰乙酸。

（3）方法

①取消毒洁白棉签 1 支，于旋转过程中滴加 50g/L 匹拉米洞乙醇液，直至全部浸湿为止，再旋转滴加等量的 3％双氧水及 1 滴冰乙酸。

②立即用小竹签挑取少许粪便反复涂抹于上述棉签，如出现紫蓝色为阳性反应，其弱阳性呈紫罗兰色，如涂抹粪便后 3min 仍不显色时，为阴性反应。

（4）注意事项

①3％双氧水如已失效则将导致假阴性反应，可通过血膜发泡试验来进行鉴定，即将双氧水 1 小滴置于未染色血膜上，如渐发生多数小气泡表示有效，否则应更换。

②试验用具不得沾染血迹或脓液。

③为准确判断结果，应请受试者素食 3 日（不吃肉类及含血食品）后留取粪便标本。

④试验前 3 日还应停服铁剂。

⑤疑有消化道出血特别是消化道恶性肿瘤时，一次隐血试验阴性不能排除诊断，应至少连续检查 3 日，每次从粪便不同部位取材 2 次来做试验，如均为阴性时，有利于排除该诊断。

2. 单克隆抗体胶体金法

（1）原理：采用胶体金标记的抗人血红蛋白的单克隆抗体，用双抗夹心酶联免疫方法测定粪便中的血红蛋白，原理与尿 HCG 测定单克隆抗体胶体金法相似。

（2）器材与试剂：载玻片、小试管、小竹签、一次性滴管、商品试剂盒。

（3）方法：取洁净干燥的载玻片一张，滴加 2～3 滴蒸馏水；再取粪便少许，调成均匀混悬液，使红细胞溶解；试带条的反应端浸入粪便悬液标本中，5 分钟内观察试带条上有无颜色改变。

（4）结果判断：反应线和质控线同时呈现红色为阳性；只有质控线呈现红色为阴性。

（5）注意事项

①不同试剂方法有所差异，应以所用试剂盒的操作要求为准。

②反应线与质控线均不显红色表示试带条失效。

③本法特异性强，敏感性高，主要用于检测消化道出血，但只能用作筛选或辅助诊断。

④假阳性反应：见于剧烈运动后、服用某些刺激胃肠道的药物、鼻腔和口腔出血等。

三、浆膜腔积液检查

浆膜腔积液常规检查包括一般性状检查、细胞计数和分类、黏蛋白定性试验等。

（一）一般性状检查

1. 原理　目测观察浆膜腔积液的外观颜色和性状，进行描述。使用尿比密计测量积液比密。

2. 器材与试剂 100ml 量筒、尿比密计。

3. 标本 浆膜腔积液 100～200ml。一标本加 EDTA – K₂抗凝，用于细胞计数、比密测定和黏蛋白定性试验；一标本不加抗凝剂，用于观察标本的凝固性。

4. 方法 透过光线或轻摇试管，观察浆膜腔穿刺液的颜色、透明度、凝固性或沉淀物。比密测定在比密计和积液相切处观看比密计刻度。

5. 结果判断 透明度可用"清晰透明"、"微混浊"、"混浊"形式报告。颜色可用"浅黄色"、"黄色"、"绿色"、"红色"、"血性"、"乳白色"等方式报告。凝固性可用"无凝块"、"有小凝块"、"有凝块"等方式报告。

6. 注意事项

（1）标本易于凝固，应立即检查，先进行一般性状和比密检查。

（2）观察标本颜色或透明度应在光线明亮条件下进行，可用白色或黑色作为观察背景。

（3）将比密计置于量筒内，注意不要贴壁，不要有过多的泡沫（如有过多泡沫，用吸管吸去清除）。

（4）测定完毕后立即用清水冲洗干净比密计。

（二）黏蛋白定性试验

1. 原理 浆膜上皮细胞受炎症刺激后，可产生大量浆膜黏蛋白，黏蛋白是一种酸性糖蛋白，其等电点 pH 为 3～5，因而可在酸性溶液中析出，产生白色沉淀。

2. 器材与试剂 100ml 量筒，一次性滴管，冰乙酸。

3. 方法

（1）加蒸馏水 100ml 于量筒中，再加 2～3 滴冰乙酸溶液，混匀，静置数分钟。

（2）滴加浆膜腔穿刺液 1 滴于量筒中。

（3）结果观察：立即在黑色背景下观察白色云雾状沉淀的发生及其下降程度。

4. 结果判断 见表 13 – 8。

阳性：出现白色云雾状混浊并逐渐下降至底部不消失。

阴性：无絮状出现或云雾状混浊不明显并在下降过程中消失。

表 13 – 8 　　　　　　　　　　　浆膜腔积液黏蛋白定性试验结果判断

反应情况	结果判断
无絮状或云雾状混浊出现	–
下降过程中渐呈白雾状，黑色背景下才能见到	±
灰白色云雾状	+
白色薄云状混浊	+ +
立即呈白色絮状或浓云状，并迅速沉淀	+ + +

5. 注意事项

（1）血性积液需离心沉淀后用上清液测定。

（2）加入标本后应立即在黑色背景下观察白色云雾状沉淀的发生及其下降程度。

（三）显微镜检查

1. 原理　在显微镜下直接计数积液中细胞总数、白细胞数，并分类计数单个核细胞和多个核细胞。

2. 试剂　生理盐水、冰乙酸、瑞特－吉姆萨染色液。

3. 器材与仪器　普通光学显微镜、改良牛鲍计数板、微量吸管、试管、载玻片、离心机。

4. 方法

（1）细胞总数计数

①直接用微量吸管吸取浆膜腔穿刺液充入改良牛鲍计数板上下两个计数池。

②静置 2~3 分钟后，低倍镜下计数上下两个计数池 10 个大方格内的细胞数，为每微升浆膜腔积液细胞总数，乘以 10^6/L 得每升浆膜腔穿刺液细胞总数。若细胞过多，可用生理盐水稀释后计数，再将结果乘以稀释倍数。

（2）有核细胞计数

①先将冰乙酸 1~2 滴放入小试管内，转动试管，使内壁附着少许冰乙酸，将多余的冰乙酸弃去，使试管底部和管壁酸化。

②滴加混匀浆膜腔穿刺液 2~3 滴，数分钟红细胞完全溶解后，再用微量吸管吸取混匀的浆膜腔积液充入计数池内，按细胞总数计数法计数未被溶解破坏的有核细胞数量。

（3）细胞分类计数（直接计数法）

①白细胞计数完毕后转用高倍镜观察，根据细胞核的形态特点，分别计数单个核细胞（多为淋巴细胞与单核细胞）与多个核细胞（多为中性粒细胞）数量。

②一般应计数 100 个白细胞，以百分率表示。如果全盘白细胞总数不足 100 个时，以实际计数到的单个核细胞和多个核细胞数量报告。

（4）细胞分类计数（涂片染色分类法）

①浆膜腔穿刺液抽取后立即离心沉淀，用沉淀物涂片，瑞特－吉姆萨染液染色。

②根据细胞形态特点，在镜下进行分类。计数 200 个细胞，将见到的淋巴细胞、中性粒细胞、嗜酸性粒细胞、间皮细胞等以百分率报告。若发现肿瘤细胞须同时报告。

（5）细菌学检查：取离心沉淀物涂片，经革兰染色或抗酸染色后，在显微镜下用油镜观察，寻找是否有病原菌存在。

5. 注意事项

（1）常规细胞分类计数多采用直接计数法，但分类误差较大。如见较多间皮细胞、较大细胞及形态变异细胞或不能识别的细胞，建议应用涂片染色分类法。

（2）有核细胞计数应包括间皮细胞。

（3）若有瑞特－吉姆萨染色仍然不能分类的不明细胞，建议采用 HE 或巴氏染色查找肿瘤细胞。

（成都中医药大学　詹华奎）

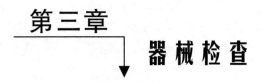

第三章
器械检查

实习十四　心电图诊断

【实习学时】
3 学时。

【目的要求】
掌握心电图机的正确操作。

熟悉正常心电图的波形特点、数值范围及心电图各波段测量方法。

熟悉临床常见异常心电图（房室肥大、心肌梗死、窦性心律失常、过早搏动、异位性心动过速、扑动与颤动、房室传导阻滞）的表现。

熟悉心电图报告的书写及分析心电图的方法与步骤。

【实习方法】
教师讲解、示教心电图机操作方法。学生 5 ~ 6 人一组，轮流练习心电图机的操作。观看 VCD 或多媒体课件，示教异常心电图。

学生每人独立完成 1 份典型心电图（正常或异常）的测量与分析，记录并写出完整报告，交教师批阅。

【实习内容】

一、心电图描记法

1. 检查前的准备

（1）描记心电图前，让受检者静卧放松数分钟后取平卧位，身体不得与其他任何导电体接触，亦不能与墙壁和地面接触，以免受到干扰。冬天应在比较温暖的环境内进行，以减少因肌肉震颤而引起的干扰。

（2）将受检者四肢及胸前安放电极部位的皮肤擦洗干净，涂上导电液体，保持皮肤与电极的良好接触及导电性能。

2. 心电机的操作步骤

（1）接好地线，以防交流电干扰并保障受检者安全。

（2）正确接好导联电极。肢体导联：红色接右手，黄色接左手，绿色接左足，黑色接右足；胸导联：红、黄、绿、棕、黑、紫色电极分别接 V_1、V_2、V_3、V_4、V_5 和 V_6 电极安放点。

（3）将心电图机板面上各控制器调至最低点，接通电源，打开心电图机电源开关，预热机件，待其工作稳定后调拨各控制器。

（4）将走纸速度调至 25mm/s。

（5）校对定准电压至 1mV 时使记录笔上下移动 10mm，如不足或大于 10mm，可用灵敏度控制器调节之。

（6）将基线调至适当位置，调拨导联变换器，此时可见记录笔随心搏而摆动。依次描记 Ⅰ、Ⅱ、Ⅲ、aVR、aVL、aVF、$V_1 \sim V_6$ 各个导联心电图。无心律失常时一般每一导联描记 3~5 个心搏即可。有心律失常时则应在 Ⅱ 或 V_1 导联适当加长记录。必要时可根据具体情况加作某些导联，如临床怀疑心肌梗死时，应当常规作 18 导联（加上 V_7、V_8、V_9、V_3R、V_4R、V_5R）的心电图。

（7）记录完毕后，关上电源开关。在心电图记录纸上标明描记时间、受检者姓名，准确标记导联，整理，粘贴。

二、心电图测量

（一）心电图记录纸与测量工具

心电图纸由横线和竖线构成边长为 1mm×1mm 的小方格。横向距离代表时间，1mm 相当于 0.04s；纵向距离代表电压（振幅），1mm 相当于 0.1mV。若在描记时发现波形过大，可将定准电压调整为 1mV 相当于 5mm，此时每小格则代表 0.2mV。

心电图的测量工具为两脚小分规。

（二）心率的计算

1. 心率（次/分）=60/R-R（或P-P）间距平均值（s）。

2. 根据测定的 R-R（或 P-P）间距平均值（s），查心率表即可得心率数。

3. 连续计数 15cm（6s）距离内的 P 波或 R 波数目（作为起点的 P 波或 R 波不算在内），乘以 10，即大约为每分钟的心房率或心室率。

（三）心电轴测量

1. 目测法　一般根据 Ⅰ 导联与 Ⅲ 导联 QRS 波群的主波方向，可估测心电轴的大致方向。若 Ⅰ、Ⅲ 导联 QRS 主波均向上，说明心电轴不偏；若 Ⅰ 导联的主波向上，Ⅲ 导联的主波向下，为电轴左偏；若 Ⅰ 导联的主波向下，Ⅲ 导联的主波向上，则为电轴右偏。

2. 查表法　分别测算出 Ⅰ、Ⅲ 导联 QRS 波群振幅的代数和（R 波为正，Q 与 S 波为负），直接查心电轴表，即可得出相应心电轴的度数。

（三）心电图各波、段、间期的测量

1. 各波振幅（电压）　测量向上的波应自等电位线（基线）的上缘垂直量到波的顶点；测量向下的波应自等电位线的下缘垂直量到波的底端。若为双向 P 波，上下振幅的绝对值之和为其电压数值。

2. 各波时间　选择波形比较清晰的导联，从波的起始部的内缘量到终末部的内缘。若为双向 P 波，应测量该波两个方向总的时间。

3. 室壁激动时间　室壁激动时间（VAT，又称 R 峰时间）是从 QRS 波群的起点量到 R 波顶点与等电位线的垂直线之间的距离。如 R 波有切迹或有 R′波，则以最后的 R′波顶点为准。一般只测 V_1 和 V_5 导联。

4. 间期　P－R 间期的测量，应选择有明显 P 波和 R 波（或 Q 波）的导联（一般多选Ⅱ导联），自 P 波起点量至 QRS 波群的起点。Q－T 间期的测量，应选择 T 波较清晰、Q－T 间期最长的导联，从 QRS 波群的起点量至 T 波的终点。若心律不规则时，取 3～4 个 Q－T 间期的平均值。

5. S－T 段移位　测量 S－T 段抬高的程度应自等电位线上缘垂直量至 S－T 段上缘，测量 S－T 段下移的程度应自等电位线的下缘垂直量至 S－T 段的下缘。S－T 段移位测量，应选择基线较平直的导联，一般应与 T－P 段相比较。

若采用 12 导联同步心电图仪记录，各波时间和间期的测量有如下规定：测量 P 波和 QRS 波群时间，应从 12 导联同步心电图中最早的 P 波起点测量至最晚的 P 波终点，以及从最早的 QRS 波群起点测量至最晚的 QRS 波群终点。测量 P－R 间期，应从 12 导联同步心电图中最早的 P 波起点测量至最早的 QRS 波群起点。测量 Q－T 间期，应从 12 导联同步心电图中最早的 QRS 波群起点测量至最晚的 T 波终点。

三、心电图各波段、间期的正常范围

1. P 波　正常 P 波时间 $\leq 0.11s$，电压 $< 0.25mV$。方向在 aVR 导联倒置，在Ⅰ、Ⅱ、aVF 和 $V_{3\sim6}$ 导联直立，称窦性 P 波。

2. P－R 间期　成人心率在正常范围时，P－R 间期为 $0.12\sim0.20s$。年龄小或心率快时 P－R 间期较短，老年人或心率缓慢者，P－R 间期可长达 $0.21\sim0.22s$。P－R 间期的正常最高限值可查表。

3. QRS 波群

（1）时间：正常成人 QRS 波群时间为 $0.06\sim0.10s$，$VAT_{V_1} < 0.03s$，$VAT_{V_5} < 0.05s$。

（2）形态与电压：胸导联 V_1、V_2 导联多呈 rS 型、R/S < 1，aVR 导联的 QRS 波群主波向下，可呈 Qr、rS、rSr′或 QS 型，此为反映右室电位改变的图形；$R_{V_1} < 1.0mV$，$R_{aVR} < 0.5mV$。V_5、V_6 导联以 R 波为主（可呈 qR、Rs、qRs 或 R 型），R/S > 1，此为反映左室电位改变的图形；$R_{V_5} < 2.5mV$，$R_{aVL} < 1.2mV$，$R_{aVF} < 2.0mV$。V_3、V_4 导联呈 RS 型，R/S 接近于 1，称为过渡区图形。其余导联图形随心脏位置的改变而变化。

（3）Q 波：正常人除 aVR 导联外，其他导联 Q 波的振幅不得超过同导联 R 波的 1/4，时间不得超过 0.04s，而且无切迹。正常 V_1、V_2 导联不应有 q 波，但可呈 QS 型。

4. S－T 段　在任何导联 S－T 段下移不应超过 0.05mV。S－T 段上抬在 V_1 ~ V_3 导联不超过 0.3mV，其他导联均不超过 0.1mV。

5. T 波　方向与 QRS 波群的主波方向一致，即 aVR 导联倒置，Ⅰ、Ⅱ、V_4 ~ V_6 导联直立。在以 R 波为主的导联中，T 波电压不应低于同导联 R 波的 1/10。

6. Q－T 间期　其长短与心率的快慢有密切关系。心率越快，Q－T 间期越短，反之则越长。心率在 60 ~ 100 次/分时，Q－T 间期的正常范围应在 0.32 ~ 0.44s 之间。可根据心率和性别查表。

校正的 Q－T 间期（Q－Tc）$= Q-T/\sqrt{R-R}$。

7. U 波　振幅很小，方向与 T 波方向一致，电压低于同导联的 T 波。

表 14   成人心电图正常值

波群、波段	电　　压	时　　间
P 波	< 0.25mV	≤0.11s
QRS 波群	$R_{V_1} < 1.0$mV，V_1：R/S < 1	0.06 ~ 0.10s
	$R_{aVR} < 0.5$mV	$VAT_{V_1} < 0.03$s
	$R_{V_1} + S_{V_5} < 1.2$mV	
	$R_{V_5} < 2.5$mV，V_5：R/S > 1	$VAT_{V_5} < 0.05$s
	$R_{V_5} + S_{V_1} < 4.0$mV（男）	
	< 3.5mV（女）	
	$R_{aVL} < 1.2$mV，$R_{aVF} < 2.0$mV	
	Q 波：< R/4	Q 波：< 0.04s
P－R 间期		0.12 ~ 0.20s
S－T 段	下移 < 0.05mV	
	上抬：V_1 ~ V_3 < 0.3mV	
	其他导联 < 0.1mV	
T 波	> R/10	
Q－T 间期		0.32 ~ 0.44s

四、心电图的阅读方法

1. 将各导联按 Ⅰ、Ⅱ、Ⅲ、aVR、aVL、aVF 及 V_1 ~ V_6 的顺序排列，首先检查各导联心电图标记有无错误，导联有无接错，定准电压是否正确，有无个别导联电压减半或加倍，纸速如何，有无基线不稳、伪差和交流电干扰等。

2. 检查每个心动周期，根据 P 波的有无、方向与形态、顺序及其与 QRS 波群的关系，确定基本心律是窦性心律抑或异位心律。

3. 用分规测量 P－P（R－R）间隔是否规律，测定时限，计算心率。

4. 测定 QRS 平均电轴，可用目测法观察其是否偏移，如有左移或右移时应用查表法写出电轴的偏移度数。

5. 测量 P－R 间期，在标准导联中，选择 P 波宽而明显且有 Q 波的导联进行测量，如无 Q 波，则在有明显 P 波及 QRS 波群最宽的导联中进行测量。

6. 观察各导联 QRS 波群的波形，测量振幅，主要注意 V_1、V_5、aVL 及 aVF 导联，测量 QRS 时限，以时限最长的导联为准。

7. 检查 S－T 段有无偏移及其偏移程度，以无偏移或上下偏移若干毫伏（mV）表示。

8. 检查各导联 T 波的形态、方向及高度。方向以直立、倒置及双向表示，高度以正常、低平及平坦表示。

9. 测定 Q－T 间期，选择 T 波较高且终点明显的导联进行测量。

10. 综合心电图所见，并结合受检者的临床资料、用药情况以及既往心电图等，判定心电图是否正常，作出心电图诊断结论（正常心电图、大致正常心电图、可疑心电图或异常心电图）。必要时提出有关建议如复查或做动态心电图等。

五、常见异常心电图的特征

（一）右心房肥大
P 波高尖，电压 ≥0.25mV（肢导），>0.20mV（胸导），称"肺型 P 波"。

（二）左心房肥大
P 波增宽，>0.11s，双峰间距 ≥0.04s，称"二尖瓣型 P 波"。

（三）左心室肥大
1. 左室电压增高：R_{V_5} >2.5mV 或 R_{V_5} +S_{V_1} >3.5mV（女性）或 4.0mV（男性）；R_I >1.5mV；R_{aVL} >1.2mV 或 R_I +S_{III} >2.5mV；R_{aVF} >2.0mV。

2. 心电轴左偏：多数不超过 -30°。

3. QRS 波群时间延长达 0.10~0.11s，VAT_{V_5} >0.05s。

4. 在 V_5 等以 R 波为主的导联中 S－T 段下移 >0.05mV，T 波低平、双向或倒置。

（四）右心室肥大
1. QRS 波群电压改变：Rv_1 >1.0mV，Rv_1 +Sv_5 >1.2mV，R_{aVR} >0.5mV。

2. QRS 波群形态改变：V_1 的 R/S >1，V_5 的 R/S <1，aVR 的 R/Q >1 或 R/S >1。

3. 心电轴右偏。

4. VAT_{V_1} >0.03s。

5. V_1 或 V_3R 等右胸导联 S－T 段下移 >0.05mV，T 波低平、双向或倒置。

（五）急性心肌梗死
在面对梗死区的导联上出现三种基本图形：

1. 缺血型改变　T 波尖深倒置，称"冠状 T 波"。

2. 损伤型改变　S－T 段呈弓背向上抬高，可与 T 波融合呈单向曲线。

3. 坏死型改变　异常加深增宽的 Q 波或呈 QS 型。

（六）心绞痛发作
1. 典型心绞痛　S－T 段水平型或下垂型压低 ≥0.1mV，T 波倒置、低平或双向。

2. 变异型心绞痛 S－T 段抬高，常伴 T 波高耸，对应导联则表现为 S－T 段压低。

（七）慢性冠状动脉供血不足

典型改变呈多导联的 S－T 段缺血型（水平型或下垂型）压低≥0.05mV，T 波低平、双向（尤其是先负后正）或倒置。

（八）窦性心律失常

1. 窦性心动过速 ①窦性 P 波，即 P 波在 Ⅰ、Ⅱ、aVF、$V_3 \sim V_6$ 导联直立，aVR 导联倒置。②P－R 间期≥0.12s。③心率多在 100～160 次/分之间。

2. 窦性心动过缓 ①窦性 P 波。②P－R 间期≥0.12s。③心率在 60 次/分以下，通常不低于 40 次/分。

3. 窦性心律不齐 ①窦性 P 波。②P－R 间期≥0.12s。③在一次心电图记录，最长的 P－P 间距与最短的 P－P 间距之差 >0.12s。

4. 窦性停搏 在规则的 P－P 间距中突然出现一个或多个显著延长的 P－P 间距，与基本的窦性 P－P 间距之间无整倍数关系。窦性静止后常出现房室交界性逸搏或室性逸搏。

（九）过早搏动

1. 室性过早搏动 ①提早出现的 QRS－T 波群，其前无 P′波；②提早出现的 QRS 波群形态宽大畸形，其 T 波方向与 QRS 波群主波方向相反，QRS 波群时间≥0.12s；③有完全性代偿间歇。

2. 房性过早搏动 ①提早出现的房性 P′波，其形态与窦性 P 波不同。②P′－R 间期≥0.12s。③房性 P′波后的 QRS 波群形态正常。④代偿间歇不完全。

3. 房室交界性过早搏动 ①提早出现的 QRS 波群，形态基本正常。②提早出现的 QRS 波群之前或之后有逆行 P′波，P′－R 间期 <0.12s 或 R－P′间期 <0.20s。也可见不到逆行 P′波。③多有完全性代偿间歇。

（十）阵发性心动过速

1. 阵发性室上性心动过速 ①相当于一系列连续很快的房性或交界性早搏（连续 3 次以上），其频率大多数为 150～250 次/分，节律规则。②QRS 波群形态基本正常，时间≤0.10s。③P′波存在，且 P′－R 间期≥0.12s，为房性心动过速；如为逆行 P′波，P′－R 间期 <0.12s 或 R－P′间期 <0.20s，则为交界性心动过速；如不能明确区分，则统称为室上性心动过速。

2. 阵发性室性心动过速 相当于一系列连续很快的室性早搏（连续 3 次或 3 次以上），其频率多在 150～200 次/分，R－R 大致相等，室律可略有不齐。QRS 波群畸形、增宽，时限≥0.12s，T 波方向与 QRS 主波方向相反。可有房室分离、心室夺获和室性融合波。

（十一）心房扑动

1. P 波消失，代之以间距匀齐、波形一致、连续呈锯齿状的心房扑动波（F 波），其频率约 250～350 次/分。

2. 心室率因不同的房室传导比例（常为 2∶1 或 4∶1）而不同，心室律多规则。

3. QRS 波群形态和时限正常。

（十二）心房颤动

1. P 波消失，代之以一系列大小不等、间距不均、形态各异的心房颤动波（f 波），其频率为 350~600 次/分。

2. R – R 间距绝对不匀齐，即心室率完全不规则。

3. QRS 波群形态多正常。

（十三）房室传导阻滞

1. Ⅰ度房室传导阻滞　①窦性 P 波之后均伴随有 QRS 波群。②P – R 间期延长：P – R 间期≥0.21s（老年人 >0.22s）；或 P – R 间期超过相应心率的最高值；或在心率未变的情况下，P – R 间期较原来延长 0.04s 以上。

2. Ⅱ度房室传导阻滞

Ⅰ型：①P 波规律地出现；②P – R 间期进行性延长，直至出现一次心室漏搏；③漏搏后的 P – R 间期恢复为最短，再逐渐延长，直至又出现心室漏搏。这种周而复始的现象，称为房室传导的文氏现象。

Ⅱ型：①P 波规律地出现；②P – R 间期固定（正常或延长）；③QRS 波群成比例地脱漏，其形态一般正常或增宽畸形。④如房室传导比例达到或超过 3∶1，则称为高度房室传导阻滞。

3. Ⅲ度房室传导阻滞（完全性房室传导阻滞）　①P 波与 QRS 波群无固定关系，P – P 与 R – R 间距各有其固定的规律性。②心房率 > 心室率，即 P 波频率高于 QRS 波群频率。③QRS 波群形态正常或宽大畸形。

（河南中医学院　卢依平）

第四章

影 像 诊 断

实习十五　超声诊断

【实习学时】

3 学时。

【目的要求】

通过示教，熟悉超声诊断的临床意义及应用范围。了解腹部及盆腔脏器、心脏常见病的典型声像图特点。

【实习教具】

彩色超声诊断仪、多媒体示教室。心脏、肝、胆、脾、肾等脏器的正常超声表现以及典型病变的超声影像资料。

【实习方法】

每个实习组（20 人）分为两个小组，每小组 10 人。一组在腹部超声室见习，一组在心脏超声室见习，中途两组交换。

教师示教超声诊断仪的使用，讲解注意事项、操作步骤、常用切面及常见病变的声像图特点。

【实习内容】

一、超声诊断仪的使用

1. 开机。
2. 患者暴露受检部位并涂适量耦合剂。
3. 按要求进行扫查，并讲解扫查方法。记录有关数据。

二、人体组织的声学分型

1. 强回声　超声通过结构复杂、排列无一定规律的实质性组织及有病变的组织时，可遇到较多而紊乱的界面，因此，接收的反射回声较多，反射系数 >50%，灰度明亮，后方常伴有声影，如结石和各种钙化灶等。

2. 高回声　反射系数 >20% 左右，灰度较明亮，后方不伴声影，如肾窦和纤维组织等。

3. 等回声　灰阶强度呈中等水平，如正常肝、脾等实质脏器的回声。

4. 低回声　表现为少量均匀细小的中等强度光点，如正常肾皮质。

5. 弱回声　表现为透声性较好的暗区，如肾锥体和正常淋巴结的回声。

6. 无回声　液体为人体内最均匀的介质，内部不存在声阻抗差，也就无声学界面。超声波通过时，无界面反射，表现为无回声暗区，如尿液、胆汁、血液、胸腹水及心包积液等。

7. 声影　超声波在遇到强反射界面或声衰减很大的组织时，后方出现超声不能达到的暗区，称为声影区。利用声影可识别结石、钙化灶和骨骼的存在。

8. 后方回声　器官和肿块的后方回声增强，而且其后方出现内收的增强回声，称为蝌蚪尾征。表示其衰减系数较低，如含液性的囊肿或脓肿。

三、超声诊断法

（一）B型

B型为超声显像诊断法，辉度调制型，回声形式是光点。B型显示的是人体组织二维解剖断面，又叫二维或切面法。把白到黑分成若干灰阶级，回声越强光点越亮，回声越弱光点越暗。如结石和骨骼等，密度大，声阻抗大，回声强，声像图上显示为亮（近白色）；血液、尿液等液体，密度小，声阻抗小，回声弱，声像图上显示为暗（近黑色）。当成像速度大于每秒 24 帧时，能显示器官的活动状态，称为实时显像。B型又可分为凸弧扫、线扫、扇扫和圆周扫。凸弧扫用于腹部内脏探查；线扫用于表浅器官探查，如眼、甲状腺、乳腺、阴囊及颈部和四肢血管探查；扇扫用于心脏探查；圆周扫用于腔内探头，如阴道、直肠、食道探头。

（二）M型

M型为超声光点扫描诊断法，辉度加幅度调制型，回声形式是曲线。用于心脏探查。M型超声心动图是心脏相对体表不同距离的各层组织随时间变化而运动所形成的曲线。在心脏扇扫的实时图像上选定M型取样线，取得相应瓣膜、室壁或血管壁在心动周期各时相上的活动曲线。M型超声可进一步丰富、完善扇扫的诊断，尤其是瓣膜病变。

（三）D型

D型为超声频移诊断法，又分为彩色多普勒血流显像（CDFI）和频谱多普勒。

1. 彩色多普勒血流显像　在实时二维图像上叠加彩色编码的实时血流显像，由红、蓝、绿三种基本颜色组成。红色表示迎向探头的血流，蓝色表示背向探头的血流，即"红迎蓝离"，绿色表示有湍流（流速不均、方向不一的紊乱血流）。血流速度越快血流信号颜色越明亮，血流速度越慢则血流信号颜色越暗淡。有湍流时红绿混合成黄色，蓝绿混合成青蓝色，使湍流时呈现特征性的红、黄、青、蓝、紫等多色镶嵌形。增强了对血流的直观感，血流的方向、速度、范围，有无分流或反流，程度如何，一目了然。

2. 频谱多普勒　幅度调制型，回声形式是频移形成的示波曲线。在 CDFI 图像上将取样容积置于所需部位（如某瓣膜口），转换成频谱多普勒，可准确测定该点的血流方向和速度大小。频谱多普勒又可分为脉冲波多普勒（PW）和连续波多普勒（CW）。PW 有距离选通，定位准确，但可测的最大血流速度受限。CW 可测的最大血流速度不受限，但无距离选通，定位不准确。现一般先用 PW 准确定位，再转为 CW 测高速血流。

四、超声诊断的临床应用

（一）肝脏声像图

【正常声像图】

1. 外形及轮廓　正常肝脏近似楔形，肝脏的轮廓光滑、整齐，轮廓线回声强而清晰。肝右叶厚而大，向左侧渐小而薄。肝的后缘近膈顶端圆厚，呈半弧形的钝角，近下缘处扁而薄。肝左叶游离缘锐角 <45°，右叶 <75°。

2. 正常肝脏的测量值　肝右叶最大斜径为 12～14cm，肝右叶前后径 <11cm，肝右叶横径 <10cm。左半肝厚度 <6.0cm，左半肝长度 <9.0cm。平稳呼吸时肋缘下无肝脏回声。

3. 肝实质回声　回声呈细小的光点，分布均匀，可见散在的略强光点及短小的线状回声。

4. 肝内管状结构　包括门静脉、肝静脉和胆管系统。

（1）门静脉主干内径为 1.0～1.2cm，壁厚，回声强，主干及一、二级分支呈管状结构，三级以上分支呈散在性肝实质内 " = " 征或者 "○" 征。

（2）肝静脉壁薄，在声像图上不易显示管壁回声，肝静脉管径逐渐扩大经第二肝门入下腔静脉。肝左静脉内径为 0.5cm 左右，肝中及肝右静脉内径均为 1cm 左右。

彩色多普勒超声心动图可显示门静脉、肝静脉和肝动脉的血流信号。

【异常声像图】

1. 肝硬化

（1）肝脏缩小，形态失常，肝角变锐。部分患者肝左叶早期可代偿性增大。

（2）肝被膜回声增强，呈锯齿样改变。

（3）肝实质内回声增强、增粗、分布紊乱。血吸虫病性肝纤维化则呈网络样改变。

（4）脾肿大，脾静脉内径 >7mm。

（5）胆囊壁增厚毛糙，有腹水时可呈双边征。

（6）腹水多时，肝周间隙、肝肾隐窝等处有不规则无回声区，腹腔内可见无回声暗区。

（7）肝静脉变细或显示不清。门静脉内径增宽 >1.2cm。

（8）肝圆韧带的脐静脉重新开放。肠系膜上静脉增宽（正常值 0.4～0.6cm），胃底静脉、食管静脉及腹壁静脉均扩张。

2. 肝脓肿

（1）肝脏肿大，以局限性增大明显。位于肝脏边缘的肝脓肿可向肝表面隆起。

（2）肝脓肿的演变：①早期（充血水肿期）：肝内可见圆形或椭圆形的低回声团，与周围组织界限不清。②中期（脓肿形成期）：整个脓肿壁增厚，回声较强，不规则，一般外壁较圆整，内壁常极不平整，如虫蚀样改变。少数脓肿壁较薄，内壁也可平整。脓肿区出现坏死液化时，中间出现蜂窝状的灶性液化区。之后液化区逐渐融合成不规则的大片无回声区，内有散在漂浮的光点、光斑，改变体位或压放后可见其中低回声旋动，细小光点随快速深呼吸漂浮，呈"暴风雪征"。有时可见液平面。完全液化时病变区呈无回声暗区。脓肿壁可伴钙化，钙化区强回声后方可见声影。③吸收期：无回声液化区逐渐缩小并消失，代之以斑片或条索状的强回声。

3. 原发性肝细胞癌

（1）直接征象：肝内一个或多个光团，内部回声强弱不等，光团边缘形态不规则。周边可见声晕或靶环征（为癌肿推开周围小血管，形成的血管围绕征）。光团内可出现液化形成的无回声暗区。弥漫型肝癌时，肝内见散在弥漫分布的粗强光斑、小光团。

（2）间接征象：①肝肿大：边缘形态失常，可见驼峰征（肿瘤向包膜外突起形成）、角征（癌肿使右下缘角或左下缘角变钝）。②压迫征象：门静脉、肝静脉受压变形，第一肝门处肝癌可压迫胆管造成肝内胆管扩张，产生阻塞性黄疸。③转移征象：门静脉、肝静脉、下腔静脉内癌栓，腹水，第一肝门旁、腹主动脉旁淋巴结转移。

（3）多普勒超声：CDFI检查显示癌瘤光团周边和光团内有丰富的动脉血流信号。频谱多普勒示阻力指数（RI）>0.75或<0.5。肝动脉血流信号明亮，峰值速度增高，RI>0.75或<0.5。

4. 肝囊肿、多囊肝 肝囊肿时声像图上见肝内有一个或数个类圆形无回声暗区，壁薄，边界清，暗区内清亮。可为单发亦可为多发。

多囊肝则见肝内布满无数大小不等无回声暗区，正常肝组织被挤压变薄或显示不清，常合并多脏器多囊改变，如多囊脾、多囊胰、多囊肾。

（二）脾脏声像图

【正常声像图】

正常脾纵切面略呈半月形，边缘稍钝。脾实质表现为非常均匀的点状的中、低水平回声。

【异常声像图】

脾脏的厚度>4cm，长度>12cm时，即为脾肿大。左肋缘下可探及肿大的脾脏实质图像，有明确的边缘。可探及有血管出入的脾门。

1. 脾脏轻度肿大 脾脏形态一般正常，各径线测值可稍有增加。仰卧位深吸气时，脾下缘约在肋缘下2~3cm。

2. 脾脏中度肿大 脾脏失去正常形态，各径线测值明显增加。仰卧位深吸气时，脾下缘在肋缘下超过3cm，直至平脐。脾静脉稍增宽。

3. 脾脏高度肿大 脾脏失去正常形态，脾门切迹消失。脾下缘在肋缘下超过脐水平。

脾静脉内径明显增宽，脾门血管增多，有时有扭曲现象，称脾静脉海绵样变。

（三）胆囊、胆道声像图

【正常声像图】

胆囊纵切面呈长茄形或梨形。胆囊颈指向肝门，胆囊的长径 4～9cm，前后径 2～3cm，壁厚一般不超过 2～3mm。囊腔内为无回声暗区。肝门处胆总管内径 0.6cm 左右，应 < 0.8cm。左右肝管内径 0.2cm。肝内二级以上胆管不显示即表示肝内外胆管不扩张。

【异常声像图】

1. 胆囊结石　典型的胆囊结石声像图特征如下：

（1）胆囊无回声暗区内见一个或数个强光团、光斑。

（2）强光团、光斑后方伴声影或彗星尾。

（3）强光团或光斑可随体位改变而依重力方向移动。

两种情况除外，一是结石嵌顿在胆囊颈部，二是结石炎性粘连在胆囊壁中，多为泥沙样小结石，又叫壁间结石。不典型者如充填型胆结石，胆囊内充满大小不等的结石，声像图上看不见胆囊回声，胆囊区见一条强回声弧形光带，后方伴直线形宽大声影。

2. 胆囊炎

（1）急性胆囊炎：①单纯性胆囊炎：胆囊轻度增大，张力增高，囊壁轻度增厚，胆囊内透声性好。②化脓性胆囊炎：胆囊明显增大，大于 8cm×4cm。壁明显增厚，呈双边征。胆囊无回声暗区中出现细的低回声光点，分布稀疏或密集，后无声影。当胆囊穿孔后，胆囊缩小、形态失常，整个胆囊轮廓模糊不清，穿孔部位胆囊壁连续性中断，周围可见不规则的无回声暗区。

（2）慢性胆囊炎：胆囊壁增厚、毛糙，胆囊大小正常或萎缩，囊内多伴有结石。胆囊收缩功能差。

3. 胆管结石　胆道结石与胆囊炎可互为因果。

（1）胆管内见强光团或光斑，后伴声影。结石上方的胆管扩张呈树枝分叉状。

（2）肝内小胆管内的结石可仅在肝实质中见强光斑或光团，后伴声影，结石上下均无扩张的胆管。

4. 阻塞性黄疸　二维声像图上阻塞性黄疸有肝内、外胆管扩张。

阻塞性黄疸的原因有胆道内的结石、肿瘤或蛔虫。胆道外的原因有：第一肝门处肝癌压迫肝门处胆管，造成其上方的肝内胆管扩张。胰头癌压迫胰腺后段胆总管造成胆囊肿大、肝内外胆管扩张、胰管扩张。十二指肠乏特壶腹部出现梗阻时可造成胆囊肿大、胆总管全程扩张、肝内胆管扩张。

（四）胰腺声像图

【正常声像图】

胰腺多为腊肠形、蝌蚪形、哑铃形。胰腺大小边缘形态正常，胰内光点分布均匀，胰管居中，不扩张（<2mm）。胰头正常值 <2.0cm，可疑为 2.1～2.5cm，异常为 >2.6cm。胰体、胰尾正常值 <1.5cm，可疑为 1.6～2.0cm，异常为 >2.1cm。

【异常声像图】

1. 急性胰腺炎　①胰腺均匀弥漫性轻度肿大，胰内光点增粗，回声减低，分布欠均。②有出血坏死时，胰内见局限性低回声或无回声区，胰周边可见局限性低回声或无回声区。③胰管可轻度扩张，内径 3mm 左右。

2. 慢性胰腺炎　反复发作可出现纤维化表现，使胰边缘回声增强，欠光滑。胰内光点增粗、增强，分布紊乱。可出现假性囊肿。胰管壁增厚，回声增强，内径可正常，也可稍宽。胰管内有时可见一个或多个结石的强光团、强光斑，其后伴声影。

3. 胰腺肿瘤

（1）直接征象：胰内出现形态不规则的光团，可位于胰头、胰体或胰尾。光团边界不清，多为低回声。光团内光点分布不均，出现液化坏死时可见不规则无回声暗区。CDFI 示周边和胰腺内血流信号较丰富。

（2）间接征象：①胰局限性肿大，边缘形态失常。②压迫征象：胰头癌可压迫胆总管的胰腺后段，造成肝内胆管扩张、胆囊肿大、胰管扩张、胰管汇入处以上的胆总管扩张。

（3）转移征象：腹主动脉旁淋巴结转移，肝转移。

（五）肾脏、膀胱、前列腺声像图

【正常声像图】

1. 肾脏　肾脏大小：男性：长径为 10～11.2cm，宽径为 5.1～6.1cm，厚 3.8～4.6cm；女性：长径为 9.8～11cm，宽径为 5.0～5.8cm，厚 3.5～4.5cm。

肾脏的纵切面显示呈椭圆形或扁卵圆形；肾包膜光滑、清晰；肾皮质呈均匀的中、低回声；肾实质位于外周，呈均匀细密的低回声；髓质位于肾窦强回声的外层，肾窦呈椭圆形的强回声，位于肾切面中央，肾窦占断面宽度的 1/2～2/3，正常可有 5～8mm 的无回声区。

彩色多普勒和多普勒能量显像（DPI）能清晰显示肾叶、肾段及弓形小血管的分布。

2. 膀胱　膀胱充盈时见膀胱壁光洁，无隆起，高分辨仪器可显示膀胱各层次结构。膀胱内尿液的无回声暗区中无异常回声。

3. 前列腺　前列腺大小不超过 3cm×4cm×2cm，横切时形如栗形。前列腺内为低回声光点，分布均匀。50 岁以后随年龄增长可分出内、外腺，回声逐步增强。

【异常声像图】

1. 肾结石　肾窦区可见强回声光团或光斑，其后有声影或彗星尾征。如继发积水时，可见肾盂、肾盏扩张。

2. 肾积水

（1）轻度肾积水：肾盂、肾盏分离，分离腔无回声区呈窄带状或花朵形，前后径在 1.0～1.5cm以上，肾形态无明显变化。

（2）中度肾积水：肾脏增大，肾窦分离，无回声区前后径 >2.0cm，形如手套状或烟斗状，转动探头积水的无回声区相互交通。

（3）重度肾积水：无回声暗区内见分隔光带，肾盏、肾盂重度扩张，呈相互连通的多房囊状结构或调色碟形，肾实质变薄。

肾窦部轻度分离时（1.0～1.5cm）要嘱患者排尿后复查，以排除膀胱过度充盈引起的一时性肾盂轻度扩张。

3. 肾囊肿　肾内见一个或多个类圆形无回声暗区，壁薄，边界清。后方回声增强。囊肿多发时，转动探头，多个暗区互不相通。输尿管一般不扩张。

4. 多囊肾　肾体积增大，典型者形态失常，肾包膜不规则。肾内布满大大小小无回声暗区，转动探头不相互交通。正常肾组织回声明显减少，甚至看不到。CDFI 示肾内血流信号明显减少。可合并多脏器多囊改变。

5. 肾实质性肿瘤　肾细胞癌局限型者癌瘤光团多从肾表面向外隆起，形态不规则，癌瘤光团内光点分布不均匀。回声可强可低，可为中等回声，光团内可见因坏死出血而液化的无回声暗区。肾窦部被压移位变形。光团周边血流信号丰富，光团内血流信号较丰富。可见肾静脉、下腔静脉内的癌栓。

6. 膀胱结石　膀胱腔无回声区内可见强回声光团或光斑，其后方伴声影或彗星尾征，强回声光团或光斑随体位依重力方向移动。可单发或多发。

7. 膀胱癌　膀胱壁局限性略厚或隆起，呈乳头状、菜花状光团向膀胱内突起，可大可小，形态不规则。光团内光点分布不均匀，回声强弱不一。光团有的有蒂，蒂有长有短，有蒂肿瘤可随体位变化而有漂动感。光团内可见丰富血流信号。光团周边的膀胱壁可有不同程度浸润而增厚，可观察膀胱壁浸润的程度、范围及与周围脏器的粘连或转移。

8. 前列腺增生　前列腺增大，以内腺增生为主，外腺萎缩变薄。前列腺内光点分布均匀。伴结节样增生时，前列腺内见等回声或稍强回声光团。无包膜，边界欠清。前列腺内和周边未见明显血流信号。

9. 前列腺癌　早期外腺区见低回声光团，多边界模糊不清，可向包膜外突起。前列腺内光点分布不均，血流信号增加。中期前列腺不规则增大，内外腺境界不清，光团形态不规则，光团内回声强弱不一，血流信号增加。晚期可向精囊腺、膀胱、直肠浸润。

（六）妇科子宫、卵巢声像图

【正常声像图】

饮水让膀胱充盈后方可进行超声检查。子宫大小：长径 5.5～7.5cm，左右径 4.5～5.5cm，前后径 3.0～4.0cm。子宫边缘形态正常，肌层光点中等回声，分布均匀，内膜线居中。内膜厚度随月经周期的不同时期而变化。宫颈回声稍强，宫颈管不分离。正常情况下，双侧输卵管不显示。双侧卵巢大小约 4cm×3cm×1cm，随月经周期的不同时期卵巢大小有变化，卵巢内卵泡有无、大小也有变化。

【异常声像图】

1. 子宫肌瘤

（1）直接征象：子宫内见一个或数个圆形、椭圆形实质光团，边界尚清。光团内光点分布均匀，当伴有出血、坏死时可出现不规则低回声区或无回声暗区；当合并钙化时可见强光斑，合并肉瘤样变时可见光团周边模糊，光团内光点分布不均，回声强弱不一。纤维组织成分较多回声增强，平滑肌成分较多回声减低，纤维组织和平滑肌组织成分相仿为等回声。

（2）间接征象：子宫增大，浆膜下肌瘤可向包膜外隆起，形成子宫形态失常。

（3）压迫征象：肌壁间肌瘤可压迫子宫内膜，造成内膜线移位及变形。黏膜下肌瘤则宫腔内膜线消失，代之以回声增强的光团（肌瘤）。

CDFI：子宫肌瘤周边可见较丰富血流信号，阻力指数不变。

2. 子宫内膜异位症　卵巢内膜样囊肿（巧克力囊肿）是子宫内膜异位在卵巢形成的，有痛经史。声像图上见子宫某一侧有一类圆形无回声暗区。壁厚，囊内见细小光点，动态观察月经期增大。

3. 卵巢囊肿

（1）浆液性囊腺瘤：一侧或双侧附件区可见圆形或椭圆形的无回声区，壁薄，光滑完整，边界清；囊肿后方回声增强；多房性囊内可见细光带间隔回声；囊肿大小一般为 5.0 ~ 10cm。CDFI 显示囊壁无血流信号。

（2）黏液性囊腺瘤：呈均匀厚壁型（>5mm），为多房结构，房腔大小不一，无回声区内可见散在的细小光点；囊腺瘤内径多 >10cm 甚至巨大，占满全腹部；少数肿瘤有乳头状物生长时，囊壁上可见局限性光团，呈乳头状凸向囊内或壁外。CDFI 显示囊壁无血流信号。

4. 畸胎瘤

（1）脂液分层征：无回声暗区内有一分界，上层为均匀密集的细小光点，是脂质回声，下层为无回声暗区。

（2）面团征：无回声暗区内见一附壁强光团，是毛发、脂质等紧密相裹所致。

（3）瀑布征：无回声暗区内附壁强光团后方逐步衰减变暗，形如瀑布，是毛发与脂质相裹的松散结构。

（4）紊乱混合结构征：无回声暗区内可见强光团、光斑，扭曲乱绕的细光条、光点，后方可伴声影，可有衰减，是毛发、骨骼、牙齿、脂质等结构散在的回声，又叫复杂型。

5. 卵巢实质占位病变　某侧卵巢区见一个实质性光团。良性者光团形态规则，光团内光点分布均匀。恶性者光团边缘形态不规则，光团内光点杂乱不均，可出现不规则的无回声暗区。CDFI 示光团内有丰富的血流信号，可合并腹水。

（七）妊娠声像图特征

【正常声像图】

1. 早期妊娠　为妊娠第 12 周末前。子宫增大，第 5 周宫内见孕囊，为圆形无回声暗区，壁厚回声强。第 6 ~ 7 周，囊内可见胚芽组织。第 7 ~ 8 周胚芽组织内可见规律有力的原始心管搏动。随妊娠周数增加，孕囊逐步增大，胚芽组织逐步增大，分出头体，出现胎动。第 12 周孕囊消失，可测量胚胎头臀长。

2. 中期妊娠　中期妊娠为妊娠第 13 周至 27 周末。第 12 周出现胎头的椭圆形光环，第 15 周见脑中线。可测胎儿双顶径，30 周前每周增长约 3mm，30 周后每周增长约 2mm。随孕周增加，胎儿颅内各结构逐步完善。脊柱 11 ~ 12 周可见，15 ~ 16 周可清晰显示。胎儿心脏横径与胸廓横径之比是 0.52，胎心搏动规律有力。腹腔内肝、肾、胃、膀胱等组织均可清晰辨认。CDFI 可清晰显示脐带血流，测量脐动脉血流各参数，有助于了解有无胎儿宫内发育迟缓。

3. 晚期妊娠　为妊娠第 28 周以后。可确定胎位，胎先露的部分；察胎儿生理功能，如呼吸样运动、胎动；观察有无脐带绕颈，胎盘的位置、厚度、成熟度，羊水量的多少。

【异常声像图】

1. 流产　先兆流产时，见孕囊、胚芽组织和规律性原始心管搏动，声像图无明显异常。难免流产时发现孕囊位置偏下，原始心管搏动无力、过快或不规律。过期流产时胚胎停止发育，孕囊变形，胚芽组织较小，未见原始心管搏动，甚至只见空囊，无明显胚芽组织。

2. 滋养细胞疾病　包括葡萄胎、恶性葡萄胎和绒毛膜癌。葡萄胎是良性肿瘤，最常见。葡萄胎临床有停经史，妊娠反应明显，出现不规则阴道出血，查血、尿 HCG 均为强阳性。葡萄胎声像图特征：①子宫明显增大，超过妊娠周数。②子宫内未见孕囊、胚芽组织和原始心管搏动。③子宫内出现许多大小不等的小无回声暗区，形似"蜂窝样"改变，或出现许多强光斑，形如"降雪"。④合并有出血时，"蜂窝样"或"降雪样"回声内可见不规则无回声暗区。⑤一侧或两侧附件区可见类圆形无回声暗区，为黄素囊肿，暗区内可见光带分隔。

3. 异位妊娠　①未破裂者：子宫无明显增大，宫内光点略紊乱，未见胚芽组织和原始心管搏动，而在子宫某一侧见孕囊、胚芽组织及原始心管搏动。此时超声可确诊为异位妊娠。②已破裂者：子宫某一侧见一个囊实性包块，形态不规则，边界不清，包块内光点分布不均。CDFI 在光团内和周边未见血流信号。子宫直肠窝见多少不一的无回声暗区，严重者腹腔内可见程度不同的无回声暗区，此时超声不能确诊。结合临床表现，如有停经史，血、尿绒毛膜促性腺激素（HCG）阳性，可考虑为异位妊娠可能。

4. 前置胎盘　胎盘位置低下，下缘部分或全部遮盖子宫内口。胎盘剥离或破裂可造成胎儿宫内窒息死亡或孕妇大出血死亡。

注意事项：孕妇需中度充盈膀胱，方可在声像图上见到胎盘下缘与子宫内口的关系。膀胱过度充盈易造成假象。胎盘位置可随孕龄增加而自动上移，故只有在妊娠晚期方可诊断前置胎盘。

（八）心脏

【正常声像图】

1. 二维超声心动图（2DE）　常用切面有：

（1）左心室长轴切面：上方从前向后依次显示右心室流出道、主动脉和左心房。下方从前向后依次显示右心室、室间隔、左心室、左心室后壁。主动脉前壁与室间隔相延续，主动脉后壁与二尖瓣前叶相延续。可见到二尖瓣前后叶、主动脉右冠瓣和无冠瓣。瓣膜光洁柔和，随心动周期规律性开放、关闭。室壁、房壁和主动脉壁随心动周期规律性收缩、舒张。

（2）心底短轴切面：可见中间的主动脉横断面，其周围一圈，从后向前顺时针依次为左心房、房间隔、右心房、三尖瓣、右心室、右心室流出道、肺动脉瓣、主肺动脉和左、右肺动脉。主动脉三个瓣膜开放呈"▽"形，关闭呈"Y"形。青少年儿童可清晰看到左、右冠状动脉开口处。

（3）二尖瓣水平短轴切面：可见左心室壁环状横断面向心性规律收缩、舒张。可见右心室的一部分。二尖瓣口前后叶舒张期开放呈鱼口状，关闭呈一线。

（4）左心室乳头肌水平短轴切面：左、右心室与二尖瓣短轴切面所见相仿，可看到前外侧乳头肌和后内侧乳头肌。

（5）心尖四腔切面：可见房间隔、室间隔、二尖瓣、三尖瓣，将心腔分为左、右心室和左、右心房四个腔。患者图像条件好的可见与左心房相连的四条肺静脉。探头稍向上倾斜见到主动脉根部，为心尖五腔观。

（6）剑下四腔观：可见左、右心房和左、右心室四个腔。房间隔与声束方向近于垂直，诊断房间隔缺损的假阳性率最低，是确诊有无房间隔缺损的最佳切面。

（7）主动脉弓长轴观：探头置于胸骨上窝，可见主动脉弓及其主要分支无名动脉、左颈总动脉和左锁骨下动脉，还可见右肺动脉横断面。

2. M 型超声心动图　在二维超声心动图左心室长轴切面，由心尖向心底取五条标准曲线 1 区、2a 区、2b 区、3 区、4 区，主要看 4 区和 2b 区。

（1）心底波群（4 区）：声束通过主动脉根部和主动脉瓣。从前向后依次为右心室流出道、主动脉根部和左心房。主动脉前后壁两条平行曲线，收缩期向前，舒张期向后，舒张中期可见再次向前的重搏波。主动脉内可见主动脉瓣活动曲线，收缩期开放呈六边长方盒形，舒张期关闭呈一线。

（2）左心室二尖瓣前后叶波群（2b 区）：声束通过二尖瓣前后叶，从前向后依次为右心室前壁、右心室、室间隔、左心室、左心室后壁。左心室腔内见二尖瓣曲线，前叶曲线依次见 A、B、C、D、E、F、G 点。舒张期曲线上升形成 E、A 两峰，呈"M"形，E 峰是快速充盈高峰，A 峰是心房收缩形成舒张晚期的缓慢充盈高峰。正常情况下 E 峰大于 A 峰。二尖瓣后叶与前叶呈逆向运动，曲线呈"W"形，幅度比前叶小。收缩期二尖瓣前后叶关闭呈一线即 C–D 段。

3. 多普勒超声心动图

（1）彩色多普勒血流显像（CDFI）：在二维图像上将血流添加彩色编码即可得到彩色多普勒血流显像。各切面上由于血流的方向不同而出现"红迎蓝离"的血流信号。正常情况下，各瓣膜口无反流信号，心内无分流信号。如心尖五腔观二尖瓣口、三尖瓣口可见舒张期红色血流信号，主动脉瓣口见收缩期蓝色血流信号。

（2）频谱多普勒：以横坐标表示时间，纵坐标表示频移血流速度。正常红细胞以比较一致的方向与速度流动，称为层流，频谱呈窄带中空形。异常血流（反流、分流或瓣口狭窄时产生的湍流）频谱呈宽带充填形。同时记录的可闻声信号，层流为平顺的乐音，湍流为刺耳的噪音。用纵坐标可测量出峰值血流速度。

【异常声像图】

1. 二尖瓣狭窄

（1）二维超声心动图：①二尖瓣增厚，回声增强，以瓣尖为主。有时可见赘生物形成的强光团。②二尖瓣活动僵硬，运动幅度减小。前叶舒张期呈圆拱样（气球样）向左心室流出道突出。③二尖瓣口面积缩小。正常为 4cm^2，舒张期跨二尖瓣口的平均压差为 5mmHg。二尖瓣口面积轻度狭窄时 1.5～2.0cm^2，跨二尖瓣口的平均压差 < 10mmHg；中度狭窄时 1.0～1.5cm^2，平均压差为 10～20mmHg；重度狭窄时小于 1.0cm^2，平均压差 > 20mmHg。④腱索增粗缩短，乳头肌肥大。⑤左心房明显增大，肺动脉高压时则右心室增大，肺动脉增宽。

（2）M 型超声心动图：①二尖瓣曲线增粗，回声增强。②二尖瓣前叶曲线双峰消失，呈城墙样（平台样）改变，EF 斜率减小。③二尖瓣前、后叶呈同向运动，后叶曲线套入前叶。④左心房增大。

（3）多普勒超声心动图：①CDFI：二尖瓣口见五彩镶嵌的湍流信号。②频谱多普勒：二尖瓣频谱呈单峰宽带充填形，峰值血流速度大于 1.5m/s，可达 6~8m/s。

2. 左心房黏液瘤　黏液瘤是心脏良性肿瘤中最常见的一种，以左心房黏液瘤为最多见，占 90%，有蒂，瘤体为半透明胶冻状，表面为大小不等的结节。临床表现酷似二尖瓣狭窄。但心脏杂音多变。

二维超声心动图：多个切面均可见左心房内有一回声增强的光团，多附于房间隔或二尖瓣前叶的左心房面。随舒张期二尖瓣开放，黏液瘤可到达二尖瓣口，部分甚至全部堵塞二尖瓣口，造成机械性二尖瓣口狭窄。收缩期随二尖瓣关闭，黏液瘤返回左心房，左心房因之增大。合并出血坏死时强光团内可见无回声区。二尖瓣未见异常回声。

3. 心包积液

（1）少量心包积液：心包腔内液体为 50~200ml。M 型超声心动图检查，2、3 区探查仅左心室后壁心包腔内见 0.5cm 左右液性暗区，右心室前壁心包腔内无液性暗区。二维超声心动图检查，左心室长轴切面探查仅左心室后壁心包腔内整个心动周期见局限性液性暗区，心尖部和右心室前壁心包腔内无液性暗区。

（2）中等量心包积液：心包腔内液体为 200~500ml。M 型超声心动图检查，心尖波群及心室波群探查在右心室前壁心包腔内可见 0.5~1.0cm 液性暗区，左心室后壁心包腔内可见 1.0~2.0cm 液性暗区。二维超声心动图检查，整个心包腔内可探及弥漫分布的液性暗区，沿房室沟上方和前方扩展。

（3）大量心包积液：心包腔内液体超过 500ml。M 型超声心动图检查，右心室前壁心包腔内可见深于 1.5cm 的液性暗区，左心室后壁心包腔内可见深于 2.0cm 的液性暗区，出现荡击波征（心尖部在大量液性暗区内摆动，M 型超声显示呈一条强回声光带，收缩期出现，舒张期消失，这种在液体内间歇出现的光带，称荡击波征），室间隔、左心室后壁呈同向运动。二维超声心动图检查，整个心包腔内可探及深于 2.0cm 的液性暗区，心腔内径缩小，舒张受限，可见心脏摆动征，室间隔及左心室后壁呈同向运动（即收缩期向前、舒张期向后），右心室前壁活动增强，呈波浪式运动。

4. 心肌病

（1）扩张型心肌病：二维超声心动图：①全心扩大呈球形，以左心为主。②各瓣膜形态正常，开放幅度变小，二尖瓣口与左心室形成"小瓣口大心腔"的特征性表现。

M 型超声心动图：①二尖瓣曲线呈低矮菱形的"钻石样"改变，E 峰与室间隔距离（EPSS）增大，常大于 15mm。②室间隔与左心室后壁运动幅度明显减低。

频谱多普勒超声：各瓣膜口血流峰值速度减低，可见反流信号。

（2）肥厚型心肌病：二维超声心动图：①心肌不对称性增厚，室间隔增厚更明显，厚度大于 15mm。室间隔与左心室后壁之比大于 1.3。②梗阻性肥厚型心肌病，收缩期二尖瓣前叶前移，左心室流出道变窄，该处血流峰值速度明显增高。

（3）限制型心肌病：心内膜、心肌广泛纤维化，导致心室舒缩功能障碍。二维超声心动图表现为：①心内膜弥漫性均匀增厚，回声增强。②室壁运动幅度明显减弱。左心室收缩功能明显减低。③左心室内径明显缩小，左心房、右心房多增大。

5. 房间隔缺损、室间隔缺损　均可在二维超声心动图上见到房间隔或室间隔有回声连续中断，断口处可见穿隔分流血流信号。可见全心动周期分流频谱。

6. 法洛四联症　室间隔缺损、主动脉骑跨、右心室肥厚和肺动脉狭窄，均可在二维心动图和多普勒超声心动图上有特征性表现而确诊。

（长春中医药大学　谭德英）

实习十六　放射诊断

【实习学时】

3～15 学时。

【目的要求】

掌握各种放射诊断方法的适应证。掌握胸部、骨关节的正常影像表现及基本病变、常见疾病的影像学改变。

熟悉循环系统、消化系统、泌尿系统、神经系统常见病的影像学表现。

了解放射诊断的方法及其原理。

【实习方法】

带领学生在门诊及住院部放射科计算机 X 线成像（CR）、数字 X 线成像（DR）、CT室、MR 室、DSA 参观，熟悉各部门工作流程、检查方法。

小课实习，采用学生阅片，互相讨论，老师讲解方式，让同学们深刻理解基本知识，并注意疾病的横向联系，让学生具备一定的分析阅片能力。同时学生参加真实的临床工作书写报告，锻炼书写能力。

临床实习，参与各种检查的操作、临床教学读片，让同学们掌握各种检查方法及其适应证和禁忌证，进一步锻炼影像诊断思维能力，并初步具备解决疑难疾病的能力。

【实习内容】

一、检查方法

透视、摄片、造影检查，数字 X 线成像技术（CR、DR），计算机体层成像（CT），磁共振成像（MRI）。

二、正常及异常影像表现

（一）呼吸系统

1. 检查方法　为呼吸系统常用检查方法，了解各种检查方法的优缺点及各种检查方法的应用。

2. 正常影像表现　掌握胸部平片及 CT 各层面的正常影像学表现。

3. 异常影像表现　基本病变的影像表现。

4. 常见疾病　慢性阻塞性肺疾病、支气管扩张、肺炎、肺脓肿、肺结核、肺肿瘤。

（二）循环系统

1. 检查方法

2. 正常影像表现

3. 异常影像表现　基本病变的影像表现及各心房、心室增大的影像学表现。

4. 常见疾病　风湿性心脏病、高血压性心脏病、缺血性心脏病、心包炎、心肌病、慢性肺源性心脏病。

（三）消化系统

1. 检查方法　能够正确应用消化系统的检查方法。

2. 正常影像表现

3. 异常影像表现　基本病变的影像表现。

4. 常见疾病　原发性肝癌、急性坏死性胰腺炎、食管静脉曲张、食管癌、消化性溃疡、胃癌、溃疡性结肠炎、胃肠道穿孔、肠梗阻、胆囊炎、胆石症。

（四）泌尿系统

1. 检查方法

2. 正常影像表现

3. 异常影像表现　基本病变的影像学表现。

4. 常见疾病　泌尿系统结石、泌尿系统结核、慢性肾盂肾炎、肾癌、多囊肾、膀胱肿瘤、尿路梗阻与肾盂积水。

（五）骨、关节系统

1. 检查方法

2. 正常影像表现　知道成人骨骼的正常影像学表现及小儿不同年龄时期骨骼表现（即骨龄）。

3. 异常影像表现　基本病变的影像表现。

4. 常见疾病　骨折、骨关节化脓性感染、骨及关节结核、骨肿瘤、慢性关节病。

（六）中枢神经系统

1. 正常影像表现

2. 异常影像表现　颅内肿瘤、颅脑外伤、脑血管疾病、脊髓疾病。

（七）眼、耳鼻咽喉

1. 正常影像表现

2. 异常影像表现 眶内肿瘤、眼眶外伤及眶内异物，乳突炎、胆脂瘤，鼻窦炎、鼻窦囊肿、鼻窦肿瘤。

（北京中医药大学　蒋根娣）

第五章
病史采集、查体和病历书写

实习十七　病史采集、查体和病历书写示教

【实习学时】

3 学时。

【目的要求】

初步掌握问诊技巧和问诊内容，熟悉全面查体的顺序和内容并学习病历书写。了解住院患者病历的内容及编排顺序。

【实习方法】

由教师介绍住院患者病历的内容及编排顺序，包括体温记录单、长期及临时医嘱单、完整病历、病程记录、化验单、透视及 X 线报告单、心电图报告单、会诊记录单、门诊病历等。

选择病史相对比较简单的患者，由带教老师示范问诊。按全面体格检查的顺序，示教全身体格检查。学生记录。

见习完毕后，学生书写好完整病历，交带教教师修改。

【实习内容】

一、问诊

教师向学生交代病房注意事项，介绍住院病历的内容及编排顺序，示教问诊方法和采集病史注意事项。

（一）实习步骤

1. 问诊示教　在实验室观看问诊的电教资料，再由教师讲解问诊的注意事项、方法和内容。

2. 病房问诊见习　选择病史相对比较简单的患者，由教师示范问诊，学生记录。

3. 病史书写　学生整理问诊内容，编写出病历（病史部分），交教师审阅、修改。

（二）问诊内容

1. 一般项目　包括姓名、性别、年龄、籍贯（出生地）、民族、婚姻状况、住址、工作单位、职业、入院日期、记录日期、病史陈述者及可靠程度。

2. 主诉　是迫使患者就医的最明显、最主要的症状或体征及其持续时间，也就是本次就诊的主要原因。书写主诉时要注意：①简明扼要；②按时间先后顺序记录；③主诉要有意向性或特征性；④不使用诊断术语。

3. 现病史　是病史的主体，记录现在所患疾病的发生、发展和演变的全过程。现病史的内容包括：①起病情况与患病时间；②主要症状和特点；③病因和诱因；④病情的发展和演变；⑤伴随症状；⑥诊治经过；⑦患者的一般情况。

4. 既往史　指患者既往的健康状况和曾经患过的疾病、外伤手术史、预防接种史、过敏史等。注意既往史与现病史的区别。

5. 系统回顾　按头颅五官、呼吸系统、循环系统、消化系统、泌尿生殖系统、血液系统、内分泌及代谢、肌肉骨骼系统、神经系统、精神状态等的顺序，询问既往患病情况。

6. 个人史　社会经历、职业及工作条件、习惯及嗜好、冶游史等。

7. 婚姻史　是否结婚、结婚年龄、配偶健康状况、性生活情况、夫妻关系等。

8. 月经生育史　月经的初潮年龄，月经周期、经期天数，有无痛经、白带，末次月经日期或闭经年龄等。

9. 家族史　指双亲、兄弟、姐妹、子女的健康情况。特别注意与遗传有关的疾病以及传染病。

二、查体示教

检查前的准备工作包括：①着装整洁规范，精神饱满。②清点检查器具，常用的有体温表、血压计、听诊器、叩诊锤、软尺、直尺、手电筒、消毒棉签、压舌板、标记笔以及记录本等。

医师站在患者右侧，向患者问候，并作自我介绍。检查前要告诉患者查体的注意事项，希望患者予以配合。

（一）一般状况

首先仔细观察患者的面容、表情、体位、意识状态以及发育、营养、体型等。

（二）生命体征

先测体温，10 分钟后取出读数。计数 30 秒钟的桡动脉脉搏次数乘以 2，获得脉搏率。在患者不知晓的情况下观察患者呼吸，计数 1 分钟，或计数 30 秒乘以 2。测量右上臂血压，间歇 1~2 分钟后重复测量，取 2 次读数的平均值记录。如果收缩压或舒张压的 2 次读数相差 5mmHg 以上，应再次测量，取 3 次读数的平均值记录。

（三）头部检查

1. 头颅　观察头颅外形、毛发分布，检查头部有无压痛、包块、损伤等。

2. 眼　观察眉毛分布，有无脱落；眼睑有无下垂、水肿。用近视力表检查两眼近视力。翻转上眼睑检查上眼睑结膜。暴露下眼睑结膜，观察下眼睑结膜、穹隆结膜、球结膜以及巩膜。观察眼球外形，注意有无突出或下陷，双侧瞳孔是否等大、等圆。

检查直接对光反射和间接对光反射。检查眼球运动，检查每个方向时均从中位开始，注意有无眼球震颤。检查调节反射和聚合反射，以及角膜反射。

3. 耳　检查耳郭有无畸形、结节或触痛。观察外耳道有无溢液。检查乳突有无压痛。

4. 鼻　观察鼻部外形、鼻腔、鼻前庭，以及鼻腔通气状态。检查两侧额窦、筛窦和上颌窦有无压痛。

5. 口腔　观察口唇色泽有无苍白或发绀，有无疱疹、口角糜烂。取手电筒和消毒压舌板，观察口腔黏膜、牙齿、牙龈，注意有无出血和溢脓。借助手电光观察软腭、软腭弓、悬雍垂、扁桃体和咽后壁，注意有无黏膜充血、红肿、淋巴滤泡增生。如果扁桃体肿大，须判断肿大程度。观察舌体、舌苔、伸舌运动、鼓腮动作。

（四）颈部检查

1. 外形　充分暴露颈部。观察颈部外形是否对称，皮肤有无红肿。观察颈静脉充盈情况，有无颈静脉怒张、颈动脉搏动。观察甲状腺是否突出，两侧是否对称。

2. 颈部淋巴结　触诊耳前、耳后、乳突区淋巴结。检查枕骨下区的枕后淋巴结。检查颈后三角、颈前三角区、颌下、颏下淋巴结。检查锁骨上淋巴结。如触到淋巴结，应注意其部位、大小、数目、硬度、压痛、活动度、有无粘连，局部皮肤有无红肿、瘢痕、瘘管等。

3. 甲状腺　在胸骨上切迹向上触摸气管前甲状腺峡部有无增厚。然后在甲状软骨下气管两侧触诊甲状腺侧叶，如有甲状腺肿大，须注意有无震颤及血管杂音。

4. 气管　判断有无气管移位。

5. 颈部杂音　听诊颈部血管杂音。

6. 颈部活动度　检查颈部活动度及颈肌抵抗力，注意有无颈强直。检查布鲁津斯基征。

（五）胸部与脊柱检查

1. 胸壁检查　充分暴露胸部。视诊胸壁皮肤。观察呼吸频率、节律、活动度、两侧对称情况。观察胸廓外形、肋间隙宽度、胸壁静脉，比较胸廓前后径与左右径，注意有无桶状胸、佝偻病胸、扁平胸或局部隆起。视诊两侧乳房，注意大小和对称性、乳头位置，对男性患者要注意有无乳房增生。

触诊检查胸壁有无皮下气肿及压痛。触诊乳房，应先由浅入深触诊健侧，再触诊患侧，最后触诊乳头。注意乳房有无红肿热痛、包块，乳头有无硬结和分泌物。

触诊腋窝淋巴结，手指并拢置于腋窝顶部，由浅入深滑动触诊。然后触诊腋窝后壁、内侧壁、前壁和外侧壁。

2. 肺部检查

（1）触诊：触诊检查双侧呼吸动度、语音震颤，注意有无增强或减弱。双手掌置胸廓下侧部，嘱患者深吸气，触诊检查胸膜摩擦感。

（2）叩诊：对比叩诊前胸及侧胸壁，注意叩诊音的改变及板指的震动感。在锁骨中线、腋中线及肩胛线上叩诊肺下界。

（3）听诊：比较两侧呼吸音有无异常，有无干、湿性啰音及捻发音，必要时嘱患者做深呼吸以配合检查。检查听觉语音，注意有无增强或减弱。患者深吸气，在前下侧胸壁听诊有无胸膜摩擦音。

3. 心脏检查

（1）视诊：心前区是否隆起，心尖搏动的位置、强弱、范围，心前区有无异常搏动。

（2）触诊：心尖搏动位置，有无震颤。确定心前区有无异常搏动（包括剑突下搏动）。注意有无心脏震颤、心包摩擦感。

（3）心脏叩诊：先叩心脏左界，再叩诊心脏右界，分别作标记。测量左锁骨中线与前正中线间的距离，再测量各标记点距前正中线的距离，并一一记录。

（4）心脏听诊：将听诊器体件置于心尖搏动最强点，听诊心率（30 秒）、心律、心音（强度、性质、心音分裂、额外心音）、杂音。注意 A_2 与 P_2 的强度比较、有无心音分裂及其部位。如听到杂音，应仔细辨别杂音的最响部位、时期、性质、传导、强度，以及杂音与体位、呼吸、运动的关系。在胸骨左缘 3、4 肋间听诊，检查有无心包摩擦音。

4. 背部检查 被检查者取坐位。

触诊检查两侧呼吸运动是否一致。比较两侧语音震颤是否相等。比较叩诊音的分布是否正常。患者上臂自然下垂，沿肩胛线自上而下，叩出平静呼吸时的肺下界和肺下界移动范围。听诊两侧对称部位的呼吸音是否异常，有无干、湿性啰音及捻发音。比较两侧听觉语音。

用双拇指按压肋脊点和肋腰点，询问有无疼痛。左手掌平放在左肋脊角处，右手握拳用轻到中等的力量叩击左手背，询问有无疼痛，若有疼痛即为肾区叩击痛。同样方法检查右侧。

手指沿脊柱的棘突以适当的压力从上往下划，观察划压后皮肤出现的红色充血线，以判断脊柱有无侧弯。检查脊柱压痛。先用间接叩击法，后用直接叩诊法，检查脊柱叩击痛。

（六）腹部检查

1. 视诊　患者仰卧位，充分暴露腹部。观察腹部外形，观察呼吸运动是否存在，有无异常，有无腹壁静脉曲张、胃型、肠型或蠕动波等。

2. 腹部压痛反跳痛　轻柔地进行腹部浅触诊。一般自左下腹开始，然后沿逆时针方向移动，观察患者的反应及表情。注意腹壁的紧张度、抵抗感、压痛、包块、搏动。如有压痛，则检查有无反跳痛。再进行深部触诊检查。疑有急性阑尾炎，检查麦氏点压痛、反跳痛。触及肿物或包块须注意其位置、大小、形态、质地、压痛、搏动、移动度及与腹壁的关系。

3. 肝、脾、胆囊检查

（1）肝脏：用双手触诊法触诊肝脏。如触及肝下缘，需测量肝下缘到右肋缘、剑突根部的距离。叩出肝上界。触及肝脏还应检查其质地、表面、边缘、压痛、搏动感等。检查肝区叩击痛。肝脏肿大者作肝 – 颈静脉反流征检查。

（2）脾脏：双手触诊法触诊脾脏。触诊不满意时，患者右侧卧位再进行触诊。如脾脏肿大，测量甲乙线，或加测甲丙线和丁戊线。还应注意脾脏的质地、表面、压痛等。

（3）胆囊：用右手在右肋弓与腹直肌外缘交界处（胆囊点）作深部滑行触诊，如触及肿大的胆囊，注意其大小、质地、压痛情况。如未触到肿大的胆囊，可作 Murphy 征检查。

4. 肾及尿路压痛点　检查季肋点、上输尿管点及中输尿管点有无压痛。

5. 腹部叩诊　从左下腹开始，按逆时针方向叩诊，检查有无异常的浊音或实音。叩诊移动性浊音。如有腹水，检查液波震颤。

6. 腹部听诊　在脐部听诊肠鸣音 1 分钟并计数。在脐部和脐上两侧听诊检查血管杂音。检查振水音。在腹部检查中，可根据需要将检查顺序改为视诊→听诊→触诊→叩诊。

7. 双手触摸两侧腹股沟淋巴结，比较两侧股动脉搏动。将听诊器体件置于股动脉搏动处，听诊有无枪击音；稍加压力，注意有无 Duroziez 双重杂音。

8. 取棉签，检查腹壁反射是否存在，是否对称，有无增强或减弱。

（七）周围血管

比较两侧桡动脉搏动是否一致，有无交替脉；嘱患者深吸气，检查有无奇脉；检查有无水冲脉；观察毛细血管搏动征。

（八）四肢与神经反射

1. 上肢　暴露上肢，视诊上肢皮肤、关节、手指、指甲。检查上臂内侧肘上 3~4cm 处皮肤弹性。滑动触摸（纵行、横行）滑车上淋巴结。嘱患者活动双上肢，观察有无运动功能障碍或异常。检查肱二头肌反射、肱三头肌反射和桡骨膜反射。检查 Hoffmann （霍夫曼）征。

2. 下肢　暴露下肢，视诊双下肢皮肤、静脉、关节、踝部及趾甲。患者屈膝，触摸腘窝淋巴结，触压胫前内侧有无凹陷性水肿。患者活动下肢，观察有无运动功能障碍。检查 Kernig （凯尔尼格）征、膝反射、踝反射。检查髌阵挛及踝阵挛。检查病理反射，包括 Babinski （巴宾斯基）征、Oppenheim （奥本海姆）征、Gordon （戈登）征及 Chaddock （查多克）征。

（九）共济运动、步态与腰椎运动

被检查者站立。检查指鼻试验（睁眼、闭眼）、前臂作快速旋前旋后动作、Romberg （闭目难立）征。观察步态。检查屈腰、伸腰、侧弯和腰椎旋转运动。

（十）检查结束

清点和整理检查器具，向患者道别。如患者对检查方式和检查结果有疑问或担心，作必要的解释和安慰，消除患者的思想顾虑和紧张情绪，鼓励患者树立战胜疾病的信心。如检查结果正常，一般应向被检者说明。

（陕西中医学院　闫平慧）

实习十八　病史采集、查体及病历书写

【实习学时】

3 学时。

【目的要求】

1. 初步掌握系统问诊及体格检查方法。
2. 能独立编写完整而符合实际的住院病历。
3. 学习搜集临床资料，并进行综合、分析、归纳、整理，建立初步诊断。

【实习方法】

选择病史及体征较典型的住院病人，2～3 个学生一组，分别对病人进行系统问诊和查体，查阅或询问有关的实验室及其他检查结果，综合分析临床资料，结合以往所学的知识，作出初步诊断，并编写出完整的住院病历。

带教老师认真批阅病历，并组织学生进行病历分析和讨论。

【实习内容】

一、病史采集

1. 一般项目　包括姓名、性别、年龄（实足年龄）、籍贯、民族、婚姻、住址、工作单位、职业、入院日期、记录日期、病史陈述者及可靠性。若病史陈述者不是患者本人，需注明与患者的关系。

2. 主诉　主诉是患者感受最主要的痛苦，或最明显的症状或体征，也就是本次就诊最主要的原因及持续的时间。主诉要简明扼要，不用诊断用语。如"咳嗽、气短反复发作 12 年，加重 1 周"。

3. 现病史　现病史是病史的核心部分，需详细询问及记录。采集及记录现病史按下列顺序进行。

（1）起病情况与患病时间：起病情况包括可能的原因及诱因、起病急缓。患病时间指起病到就诊的时间。如先后出现几个症状或体征，需按时间顺序分别记录。

（2）主要症状特点：应包括主要症状发生的部位、性质、程度、持续时间、缓解或加重的因素等。这是疾病诊断与鉴别诊断的主要依据，应详细询问。

（3）伴随症状：不同疾病可有相同的主要症状，但伴随症状不同，这是鉴别诊断的重要依据。

（4）病情发展与演变：根据疾病的发展与演变情况可确定病情程度及有无并发症等。如慢性支气管炎，开始表现为咳嗽、咳痰，可伴气喘，如果出现呼吸困难、活动受限制，应考虑已发展为慢性阻塞性肺气肿，若进一步出现心悸、尿少、下肢水肿则提示慢性肺源性心脏病、右心衰竭。故对患者症状的变化及新症状的出现均应仔细问诊。

（5）诊治经过：询问患者已接受过的诊断及治疗措施，但只需记录对诊断有价值的检查及结果，对治疗有参考价值的主要措施，包括药物、剂量及疗效等。切忌照抄其他医疗单位的全部检查结果及治疗措施，更应避免用以往的诊断代替自己的诊断。

（6）一般情况：询问患者的精神、体力状态、食欲、食量变化、睡眠、大小便等，这对全面了解病情、确定治疗措施等有重要参考意义。

4. 既往史　即患者既往的健康状况及患过的疾病、外伤手术、预防接种、对药物及食物的过敏史等。询问有无传染病及地方病史。

为避免患者或医师在问诊过程中忽略或遗漏，应进行系统回顾，即每个系统询问 2 ~ 4 个症状，帮助患者回忆病史。

呼吸系统：咳嗽、咳痰、咯血、呼吸困难等。

循环系统：心悸、气短、心前区痛、下肢水肿等。

消化系统：食欲减退、呕吐、腹痛、腹泻、便秘等。

泌尿系统：尿频、尿痛、血尿、排尿困难等。

造血系统：面色苍白、头晕、乏力、皮肤黏膜出血等。

内分泌及代谢：多食、多饮、多尿、多汗、消瘦等。

神经精神系统：头痛、眩晕、失眠、意识障碍、语言及运动障碍等。

肌肉骨骼系统：关节红肿、肌肉痛、活动障碍等。

5. 个人史　①社会经历，出生地，居住地和居留时间（尤其是传染病疫源地和地方病流行区），受教育程度，经济生活和业余爱好等。②职业和工作条件，污染物及工业毒物接触情况等。③习惯与嗜好，烟酒摄入量，有否异食癖和吸食毒品等。④冶游史及性病史。

6. 婚姻史　婚姻情况、配偶健康状况、夫妻关系等。

7. 月经史及生育史　月经史包括月经初潮年龄、月经周期和经期天数，经血的量和颜色，经期症状，有无痛经与白带，末次月经日期，闭经日期，绝经年龄。记录格式如下：

$$初潮年龄 \frac{行经期（天）}{月经周期（天）} 末次月经时间或闭经年龄$$

生育史包括妊娠与生育次数和年龄，人工或自然流产的次数，有无死产、剖宫产、产褥热、计划生育实施情况等。

8. 家族史　询问双亲、兄弟姐妹及子女的健康与疾病情况，特别应询问是否有与患者同样的疾病，有无与遗传有关的疾病，如血友病、遗传性球形红细胞增多症、糖尿病、精神病等。对已死亡的直系亲属要问明死因与年龄。

二、体格检查

体温、脉搏、呼吸、血压。

一般状况

发育、营养、体位、步态、面容与表情、神志意识、能否与医师合作等。

皮肤、黏膜

颜色、湿度、弹性，是否有水肿、出血、皮疹、皮下结节或肿块、蜘蛛痣、溃疡、瘢痕、毛发等，并明确记录其部位、大小及形态。

淋巴结

全身或局部浅表淋巴结有无肿大及其部位、大小、数目、压痛、硬度、移动性，有无瘘管和瘢痕等。

头部及其器官

头颅：大小、形态、压痛、肿块、头发（量、色泽、分布）。

眼：眉毛（有无脱落），睫毛（是否倒睫），眼睑（有无水肿、下垂、运动状况），眼球（是否凸出、凹陷，运动状况，有无震颤、斜视），结膜（是否充血、水肿、苍白，有无出血、滤泡），巩膜（有无黄染），角膜（有无混浊、瘢痕），瞳孔（大小、形态、对称性、对光及调节反射）。

耳：听力，有无分泌物，乳突有无压痛等。

鼻：有无鼻翼扇动、阻塞、鼻窦压痛、分泌物、出血；鼻中隔是否歪曲。

口腔：气味，唇（色，有无疱疹、皲裂、溃疡），牙（有无龋齿、缺牙、义齿、残根，并注明其位置），牙龈（色泽，有无肿胀、溢脓、出血、铅线），舌（形态、舌质、舌苔、运动，有无溃疡、震颤、偏斜），扁桃体（大小，有无充血、分泌物、假膜），咽（色泽、反射、有无分泌物），喉（发音）。

颈部

是否对称，有无颈强直、颈静脉怒张、肝-颈静脉反流征、颈动脉或颈静脉异常搏动，气管位置，甲状腺（大小、硬度、有无压痛、结节、震颤、杂音）。

胸部

胸廓：是否对称，有无畸形、局部隆起、压痛，弹性；呼吸（频率、节律、深度）；异常搏动；乳房（大小，有无肿块等）；静脉曲张。

肺脏：视诊：呼吸运动（两侧对比），呼吸类型，肋间隙变宽或变窄。

触诊：呼吸活动度，语颤，胸膜摩擦感，皮下捻发感。

叩诊：叩诊音（清音、过清音、浊音、实音、鼓音），肺下界及肺下界移动度。

听诊：呼吸音（性质、强弱，有无异常呼吸音），有无干、湿性啰音和胸膜摩擦音，语音传导情况。

心脏：视诊：心前区是否隆起，心尖搏动或心脏搏动的位置、范围及程度。

触诊：心尖搏动的位置、强度，有无震颤（部位、期间）、心包摩擦感。

叩诊：心脏左、右浊音界，可用左、右第 2、3、4、5 肋间距前正中线的距离（cm）表示之，并注明左锁骨中线至前正中线的距离。

听诊：心率、心律、心音（强度，有无分裂、额外心音、奔马律，P_2 与 A_2 的比较）、杂音（部位、性质、时间、强度、传导方向）、心包摩擦音等。

血管

桡动脉：脉率，节律（规则、不规则、脉搏短绌），有无奇脉、交替脉，左、右桡动脉脉搏的比较。动脉壁的性质和紧张度。

周围血管征：有无毛细血管搏动征、枪击音及杜氏双重杂音、水冲脉、动脉异常搏动等。

腹部

望诊：是否对称，大小，有无膨隆、凹陷，呼吸运动状况，有无皮疹、色素沉着、条纹、瘢痕、脐，有无疝、静脉曲张（注意其血流方向）、胃肠蠕动波、上腹部搏动。

触诊：腹壁紧张度，有无压痛、反跳痛、液波震颤、包块（部位、大小、形态、硬度、压痛、搏动、移动度）。

　　肝脏：大小，质地，表面及边缘情况，有无压痛、搏动。

　　胆囊：大小，形态，墨菲征，有无压痛。

　　脾脏：大小，硬度，表面及边缘状况，有无压痛及摩擦感。

　　肾脏：大小，形状，硬度，移动度，有无压痛。

　　输尿管：压痛点。

　　膀胱：膨胀与否，有无压痛点。

叩诊：肝浊音界，有无肝区叩击痛、移动性浊音、高度鼓音、肾区叩击痛。

听诊：肠鸣音（正常、增强、减弱或消失），有无振水音、血管杂音。

肛门、直肠

有无痔、肛裂、脱肛、肛瘘。直肠指诊有无狭窄、包块、压痛、前列腺肿大及压痛。

外生殖器

根据病情需要做相应的检查。

男性：有无发育畸形、包茎、鞘膜积液，睾丸、附睾、精索状况。

女性：有特殊情况时可请妇产科医生检查。

脊柱

有无侧凸、前凸、后凸、压痛，活动度。

四肢

有无畸形、杵状指（趾）、静脉曲张、骨折，关节有无红肿、疼痛、压痛、积液、脱臼、活动度受限、畸形、强直，有无水肿、肌肉萎缩、肢体瘫痪或肌张力增强。

神经反射

角膜反射、腹壁反射、提睾反射、肱二头肌反射、肱三头肌反射、膝反射、跟腱反射情况，有无病理反射及脑膜刺激征。必要时做运动、感觉及神经系统其他检查。

专科情况

如外科情况、眼科情况、妇科情况等。

三、实验室及其他检查

实验室检查

要求在病人入院后 24 小时内完成三大常规的检查。

血液：红细胞计数、血红蛋白测定、白细胞计数及分类、血小板计数。

尿液：色、比重、酸碱反应、蛋白质及糖定性、尿沉渣显微镜检查。

粪便：观察色、性状及有无血、黏液、脓液，涂片显微镜检查。

器械检查

病人住院期间，根据病情需要，进行 X 线及其他有关检查（如心电图、B 超、肺功能、CT 及特殊的检查等）。

四、摘要

把病史、体格检查、实验室检查及其他检查等的主要资料摘要综合，揭示诊断和鉴别诊断的依据，使其他医生或会诊医生通过摘要内容能了解基本病情。

五、初步诊断

列出已确定的诊断或可能诊断的病名。

六、记录者签名

记录者应签名。

（湖南中医药大学 成战鹰）